勘误表

因排版过程产生了一些错误，特更正如下：

页码	行数	原文	改正
7	12	器具	器械
8	3、4	核除术	剔除术
8	5	核除术	切除术
12	27	开展	展开
14	2	认定医生	认证医生
15	22	认定医生	认证医生
16	4	也就白费啦	也就白费了
21	4	上网摄像头	网络摄像头
24	1	探头摄像系统下	摄像系统下
28	5	对于在妇科疾病临床正式开展腹腔镜手术	在妇科临床正式开展腹腔镜手术
31	7	⑦进而与其他医疗机构的医生交换意见	⑦与其他医疗机构的医生交换意见
	12	下面我们就日本妇产科内镜学会主办的	下面就日本妇产科内镜学会主办的
	27	摘除	剔除
	36	低位前段切除术	直肠切除吻合术
33	5	来自实际的动物模拟训练的程序	动物模拟训练的详细内容
41	2、17	子宫肌瘤核除术	子宫肌瘤切除术
52	7、9	子宫肌瘤核除术	子宫肌瘤切除术
73	11、12	核除	切除
78	10、36	核除	切除
全书		战略	策略
83	11	如果抓持的钳子如果在视野外	如果抓持的钳子在视野外
84-87	全页	摘除	剔除
85	6	核除	切除
88	1	摘除	剔除
	8、16	摘除	切除
90	2、4	摘除	剔除
	13	核除	切除
	14	摘除	切除
	26	附件摘除手术	附件剔除手术
	26	卵巢囊肿摘除手术	卵巢囊肿剔除手术
91	4	摘除	切除
93、94	全页	器具	器械
95	3	热瞬间可以使细胞加热	瞬间可以使细胞加热
	10	那电流的频率更高	即电流的频率更高
	24	喷雾凝固模式	喷凝模式

101	20	爱惜康	爱惜康删除
	21	爱惜康	ETHICON
102	1	科惠	科惠删除
	5	奥林巴斯	奥林巴斯删除
103	21	科惠	科惠删除
104	1	爱惜康（ENSEAL）	ENSEAL（ETHICON）
	6	奥林巴斯	OLYMPUS
	9	百克钳（BiClamp）（爱尔特）	BiClamp（ERBE）
105	1	奥林巴斯	OLYMPUS
	10	百克钳（BiClamp）	BiClamp
106	26	既注水吸引器（Probe plus：乙二醇醚终末产物	即注水吸引器（Probe plus Ⅱ ™）
107、108、120	全页	摘除	切除
107	11	爱惜康	ETHICON
	11	（KARL STORZ）卡尔斯托斯	KARL STORZ
108	27	目前似乎也不怎么被用了	目前似乎也不怎么用了
121	1	kont	knot
129	6	卡尔斯托斯	KARL STORZ
	7	奥林巴斯	OLYMPUS
	8	狼牌·卡尔斯托斯·史赛克	WOLF,KARL STORZ,Stryker
139	17	为初次输输卵管妊娠	为初次输卵管妊娠
143–156	全页	摘除	剔除
144	全页	核除	剔除
	11、12	并不是要过厚地剥离囊皮（Stripping X），而是以恰当地、薄薄地剥离掉囊皮为目的（Cystectomy O）。	并不是要过厚地剥离囊皮而是以恰当地、薄薄地剥离掉囊皮为目的。
144–159	全页	核除	剔除
146	10	（E·Zpass）	（E·Zpass）删除
152	2、22	（E·Z珀斯）	（E·Z珀斯）删除
160–169	全页	核除、摘除	切除
171	19	排除外	除外
182	5	子宫腔粘连症	宫腔粘连
	21	子宫黏膜霞肌瘤肌壁间肌瘤	子宫黏膜霞肌瘤、肌壁间肌瘤
	23	子宫腔粘连	宫腔粘连
201	16	摘除	切除
203	23	光学嘴管	光缆接口
207–215	全页	核除	切除
209	8	术前的粘连下肌瘤	术前的黏膜下肌瘤
212–220	全页	林（Lin）式	林（Lin）氏
212、214	全页	子宫宫颈	子宫颈
220	14	摘除	切除

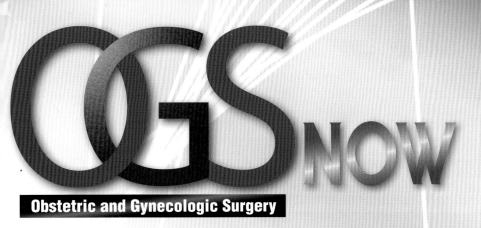

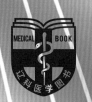

妇科腹腔镜与宫腔镜手术图谱（基础篇）

完美掌握以提升为目标的基本技巧

主　编：（日）樱木范明

主　译：杨　清

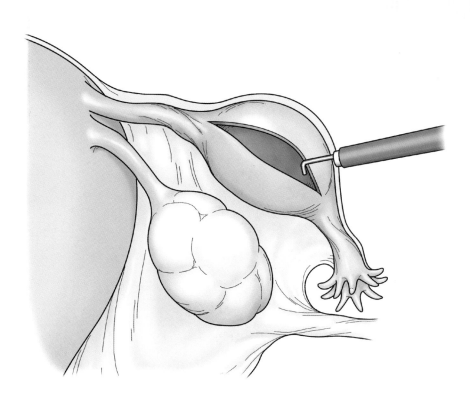

北方联合出版传媒（集团）股份有限公司

辽宁科学技术出版社

沈阳

OGS NOW 19 FUKUKUUKYOU•SHIKYUUKYOUSHUJUTSU KIHONHEN
© NORIAKI SAKURAGI 2014
Originally published in Japan in 2014 by MEDICAL VIEW CO., LTD
Chinese (Simplified Character only) translation rights arranged with
MEDICAL VIEW CO., LTD through TOHAN CORPORATION, TOKYO.

图书在版编目（CIP）数据

妇科腹腔镜与宫腔镜手术图谱：基础篇/（日）樱木范明主编；杨清主译.—沈阳：辽宁科学技术出版社，2022.4
ISBN 978-7-5591-2366-4

Ⅰ.①妇…Ⅱ.①樱…②杨…Ⅲ.①腹腔镜检—妇科外科手术—图谱②子宫疾病—内窥镜检—妇科外科手术—图谱Ⅳ.①R713-64

中国版本图书馆CIP数据核字（2021）第263569号

出版发行：辽宁科学技术出版社
　　　　　（地址：沈阳市和平区十一纬路25号　邮编：110003）
印　刷　者：辽宁新华印务有限公司
经　销　者：各地新华书店
幅面尺寸：210mm×285mm
印　　张：14
插　　页：4
字　　数：300千字
出版时间：2022年4月第1版
印刷时间：2022年4月第1次印刷
责任编辑：凌　敏
封面设计：魔杰设计
版式设计：袁　舒
责任校对：栗　勇

书　　号：ISBN 978-7-5591-2366-4
定　　价：168.00元

联系电话：024-23284363
邮购热线：024-23284502
E-mail：lingmin19@163.com
http://www.lnkj.com.cn

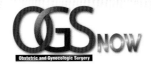

出版之际（发刊词）

　　这次由Megical view公司发行的*OGS NOW*每年将出版发行4本。该公司虽然在其他专业也发行了类似的手术系列图书，但在妇产科领域，该系列的图书是以年轻医生为主要读者对象，包括从实习医生一直到取得妇产科专业医生资格多年的年轻医生。最初的4期内容是以想要成为妇产科专业医生而学习的年轻医生作为读者对象，设计了从基础篇开始学习。

　　*OGS NOW*的编纂理念以不乏味、内容充实为目标，设计了以下的内容：

　　（1）以确切地掌握手术技术为目标，进行通俗易懂的详细解说。

　　（2）以插图为中心，使用大量的图表，并以图解为基调来进行讲解。

　　（3）以"相对深刻地了解疾病，做必要的、有充分准备的手术"，以"充分考虑患者术后的生活质量为出发点"，以"保留患者的生育功能为目的"等，把"充分了解、判断后而进行手术"作为本书的主要着眼点。

　　书中各部分的稿件都依照这个理念，建立了如下的项目：①术式的特点和手术策略；②检查、诊断；③治疗方法的选择；④手术适应证、禁忌证；⑤术前准备；⑥建立手术流程。让活跃在临床一线的专家，以深入浅出的方式进行手术理念、手术技巧的讲解。另外，在手术技术记述中，随处可看到标记的"注意事项＆技巧"，清晰明了地记录了手术层次的展开和腹腔的开放方法，以及规避并发症的注意事项等。

　　手术既是一门基于解剖学的科学，同时也是一项需要永无止境修炼的艺术。需要它的人会将*OGS NOW*作为喜爱的书籍，放在身边学习，促进自己的成长，实现成为"手术达人"的目标。

2010年1月

丛书编委

平松祐司　冈山大学大学院医齿薬学総合研究科产科・妇人科学教授

小西郁生　京都大学大学院医学研究科妇人科学产科学教授

樱木範明　北海道大学大学院医学研究科生殖内分泌・腫瘍学分野教授

竹田　省　順天堂大学医学部产妇人科学講座教授

序

内镜手术技术的发展与普及取得了十分耀眼的进步，在妇产科的诊疗领域，已经成为不可或缺的专业技能。2013年发行的由日本妇产科内镜学会编写的《妇产科内镜手术指南2013年版》中就已经收录了恶性肿瘤的相关内容，现在不只是良性肿瘤，内镜在恶性肿瘤治疗中的应用也已经成为现实。

腔镜手术的价值在于以最小的腹壁切口进行手术，使患者的负担小、住院时间短，医生在良好的放大视野下，能够认清细小血管的走行，边止血边手术，出血量少。另一方面，腔镜手术也有不足的地方，如术中为了显示更清晰宽阔的手术视野而需要不断地移动镜头的位置；当在相对狭小的视野范围内进行手术操作时，往往注意不到视野范围外其他脏器的损伤，而且在镜下对肠管、血管损伤的处理与开腹手术比起来要更困难一些。为了规避这些缺点，最大限度地发挥优势，安全的套管针（Troca）刺入法和合理的器械配置、镜下器械的有效使用、安全有效的操作以及术者与助手的协调配合等，这些基本的技术和要领是需要通过培训而逐渐熟练掌握的。

在这本《妇科腹腔镜与宫腔镜手术图谱（基础篇）》中，腔镜手术"达人"们将对腔镜手术的基础进行详尽的解说。本书内容非常翔实，是一本内容丰富的内镜手术的"基础篇"，并将与下一本"应用篇"共同成为高效的、高水平的内镜手术学习的典范书籍。

最后，感谢各位执笔者的倾情付出。

樱木範明

2014年7月

参编者

● 责任编委　櫻木　範明　　北海道大学大学院医学研究科生殖内分泌・腫瘍学分野教授

● 编　　委　平松　祐司　　岡山大学大学院医歯薬学総合研究科産科・婦人科学教授
　　　　　　小西　郁生　　京都大学大学院医学研究科婦人科学産科学教授
　　　　　　櫻木　範明　　北海道大学大学院医学研究科生殖内分泌・腫瘍学分野教授
　　　　　　竹田　　省　　順天堂大学医学部産婦人科学講座教授

● 执笔专家（按目录顺序）
　　　　　　菊地　　盤　　順天堂大学医学部附属浦安病院産婦人科先任准教授
　　　　　　山本　泰弘　　東邦大学医学部医学科婦人科学講座（大橋），医療センター大橋病院婦人科助教
　　　　　　浅川　恭行　　東邦大学医学部医学科婦人科学講座（大橋），医療センター大橋病院婦人科外部招請医師
　　　　　　久布白兼行　　東邦大学医学部医学科婦人科学講座（大橋），医療センター大橋病院婦人科教授
　　　　　　伊熊健一郎　　医療法人篤靜会谷川記念病院副院長
　　　　　　北出　真理　　順天堂大学医学部産婦人科学講座准教授
　　　　　　竹田　　純　　順天堂大学医学部産婦人科学講座
　　　　　　平池　　修　　東京大学医学部附属病院女性診療科・産科講師
　　　　　　大須賀　穣　　東京大学大学院医学研究科産婦人科学講座分子細胞生殖医学分野教授
　　　　　　井坂　惠一　　東京医科大学産科婦人科学教室主任教授
　　　　　　伊東　宏絵　　東京医科大学産科婦人科学教室講師
　　　　　　竹田　　省　　順天堂大学医学部産婦人科学講座教授
　　　　　　出浦伊万里　　鳥取大学医学部生殖機能医学分野助教
　　　　　　島田　宗昭　　鳥取大学医学部生殖機能医学分野学内講師
　　　　　　原田　　省　　鳥取大学医学部生殖機能医学分野教授
　　　　　　安藤　正明　　倉敷成人病センター副院長
　　　　　　太田　啓明　　倉敷成人病センター婦人科医長
　　　　　　羽田　智則　　倉敷成人病センター婦人科医長
　　　　　　海老沢桂子　　倉敷成人病センター婦人科医長
　　　　　　金尾　祐之　　倉敷成人病センター婦人科医長
　　　　　　森田　峰人　　東邦大学医療センター大森病院産婦人科教授
　　　　　　梁　　善光　　帝京大学ちば総合医療センター副院長・産婦人科教授
　　　　　　松本　　貴　　健保連大阪中央病院婦人科部長
　　　　　　百枝　幹雄　　聖路加国際病院女性総合診療部部長
　　　　　　塩田　　充　　川崎医科大学産婦人科教授
　　　　　　梅本　雅彦　　川崎医科大学産婦人科講師
　　　　　　佐野　力哉　　川崎医科大学産婦人科
　　　　　　工藤　正尊　　北海道大学大学院医学研究科生殖内分泌・腫瘍学分野准教授
　　　　　　櫻木　範明　　北海道大学大学院医学研究科生殖内分泌・腫瘍学分野教授
　　　　　　齊藤寿一郎　　順天堂大学医学部付属順天堂東京江東高齢者医療センター婦人科准教授
　　　　　　氏平　由紀　　順天堂大学医学部付属順天堂東京江東高齢者医療センター婦人科
　　　　　　髙島　明子　　滋賀医科大学産科学婦人科学講座助教
　　　　　　村上　　節　　滋賀医科大学産科学婦人科学講座教授
　　　　　　沖　　利通　　鹿児島大学医学部産科婦人科学教室講師
　　　　　　林　　保良　　川崎市立川崎病院婦人内視鏡科部長
　　　　　　岩田　壮吉　　川崎市立川崎病院産婦人科部長

译者名单

主　译

杨　清

副主译

谷　旸

译　者

王光伟　张宁宁

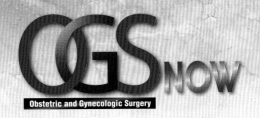

目录

目录

第 1 章
教师与学员的学习体会

第1章 教师与学员的学习体会

顺天堂大学医学部附属浦安病院产妇人科

菊地 盤

教育、培训的策略

"教育的目的是做到让每个人都能够继续自己的教育、学习。"

——杜威的《教育论》

● 在医学教育领域，大部分的知识是从前人那里学习并继承下来的。我们不只是从医学书籍、论文，坐在课堂里学到知识，还从其他的教授或前辈们，当然还有从学生、学术会议及研讨会上的讲演等，从各种各样的途径获取和学习知识。我们在掌握知识的基础上，不仅要不断地学习，吐故纳新，还要在此基础上，更进一步地把知识传授给年轻人。我们不仅仅是传授新知识，还必须要在学会上发表自己的观点、编写论文、指导学生，这就是作为医生的职责。不只是为了自我提高，还有传道授业，做好教育是尤为重要的事情。培养学生自主学习，教育学生使其进步，这就是教育者的工作。

"如果选择了学习医学，就必须要终身学习"。

——美羽

● 要想学习医学，就必须有执迷于学习的态度。不要期待前辈填鸭式地讲授，自己不主动学习是不会进步的。相反，站在被指导的学生的立场去思考，学生不只是等待着前辈的教诲指导，而是自己也要主动地刻苦学习。无可置疑，学习中遇到疑难问题不能搁置，而是要不遗余力地去解决。

"即使掌握了现在所有的医学知识，还是会有诊断不明的患者"。
"对医生来说，患者在某种意义上就是活生生的教材。当在患者那里看到教科书上所描写的症状时，那种学习所获得的喜悦感是油然而生的。"

——《医生守则》第425条

● 医疗始终是以患者为中心的。我们从救治的患者身上学到很多东西，因此我们应该对患者报以感谢的心情。多数的医疗机构大都具有相对应的诊疗体系，但其主旨都不要忘了是以患者为中心的。特别是在手术时，伴随不同程度风险的情况较多，不要忘记自己的手术技术在给患者医治疾病的同时可能也会带来伤害。因此，当遇到必须请上级医生来判断、自身的技术水平不能解决的病症时，就应该请其他能胜任的医生来做手术。总之，要始终铭记医疗是为了患者而存在的。无论是哪位患者，都想请专家来做手术。而另一方面，想做手术的进修医生有很多，但没有人愿意让进修医生给自己做手术。因此，怎样安全、高效、不降低患者的满意度，又能让进修医生进行手术学习成为非常重要的课题。

● 本章的内容，就是从以上想法出发，来讲述"教师与学员的学习体会"。

教师的体会

●优秀教师所具备的 **7** 个特征

· 身体力行。

· see one，do one，do one more，and teach one（观察，实践，再实践，教授指导）。

· 建立"学习氛围"。

· 实行操作标准化。

· 规范化讲解（规范名词讲解）。

· 循环上升系统（PDCA 循环往复，以至提升）。

· 培训实操门诊的设置。

身体力行

没有与生俱来的专家。当然，也没有生来就可以胜任的教师。我们都是在前辈的指导下成长的。而接受训练的学员总有一天也要成为教师去指导下一批学生。笔者也是这样，对眼前培训的学员既充满了希望，也因感受到压力而不安。作为培训教师，对那些学生存在的问题（包括性格，甚至是情绪和身体状态等），甚至就像接待患者一样，要"一边诊断，一边给予指导"。

see one，do one，do one more，and teach one（观察，实践，再实践，教授指导）

腹腔镜手术是需要术者和助手在同一视野（监控器）下进行的手术，而且，能够以录像的形式记录下来，（看）做起来比较容易。但是，只观察是不够的，如果没有一定熟练程度的操作培训，就不能够理解手术技术本身的真谛。

在后文中我们会叙述，"规范讲解"是非常重要的，注意要随时记住"一边解释说明，一边让学员观察到"。因此，把持镜子的助手非常重要，必须要时刻保持良好的视野，手术才能顺利进行下去。

那么"做"，首先第一步就是要让学员尽量作为助手参与手术，其中最重要的是尽可能让学员参与手术计划的讨论。往往在腹腔镜手术这种单人术者的手术中，助手在排垫肠管暴露扩展视野时，还有缝合时压住结扎点、拉住较短的线尾等时，都需要跟术者有良好的手术协调技巧。特别是在医疗教育机构（大学附属医院、培训基地），应该致力于构建考虑手术技巧的培训教育体系。

笔者认为后文讲述的"循环上升系统"是饶有裨益的。

建立"学习氛围"

有关手术中制造"学习氛围"是指将参与手术的所有人员聚拢到一起，术者就像是管弦乐队的指挥或是飞机上的机长，为了出色地完成手术，术者在承担责任的同时要行使协调的职责。在飞机上或者船舶上，机长或者船长都要担负全部的责任。因此，成员要服从命令听指挥。术者也不能忘记感谢手术团队，自己也应该谦逊。正因为如此，教师必须要耐心地去指导作为助手的、需要被提携的学员。同时，也应该为他或她的学习去创造一个良好的学习"氛围"。

那些培训学员作为术者时，培训教师应该帮助他们去创造有利于成长的平台（氛围）。培训教师一边指导作为术者的学员，一边问他们下一步该怎么做。当然，他们也许会出现错误的判断，这时，教师就像让副驾驶操纵飞机的机长一样，必须要制止危险的动作。但是在教师对技术操作可控的范围内，一定要信任学员，让他们有信心不退缩。

实行操作标准化

在多个教师进行培训的时候，不同的教师可以有不同的教育指导方法。对于学员而言，往往无所适从。虽然也考虑过固定指导教师，但是在大学附属医院等各个团队里实行起来困难较多。

笔者正在推行套管针（Troca）的配置、手术器械的使用以及手术步骤等的标准化方案。手术技术的标准化，是为了减少不同术者的手术偏差，另外作为临床统计的目的也是非常有用的。在手术团队采纳新的手术方式时，首先要在手术团队内决定该术式的负责人，最初只让该负责人做此种手术，在术式稳定后，再在手术团队的其他成员中开展。当然，也可以有争论，一直到该术式确定下来，责任人都要完全负责。也就是说，"一点突破至全面展开的方式"作为标准术式的建立方法是很有效的，应该照此去实践它。统一的标准化方法在下面的论述中会再行讲述。

规范化讲解（规范名词讲解）

不能用语言说明的事情就无法传授下去。如前所述，能够用语言来说明的标准化术式就可以做成实习手册。制定基础的实习手册时可以让培训学员尝试一下。接下来会讲述，由于术者、第一助手、第二助手的工作内容都是不同的，所以让不同阶段的培训学员去做各自角色的使用手册。当然培训教师自己为了要继续不断地学习，也应该参与共同策划。此时要尊重培训学员的意见，不要把自己的想法强加于他们，应该以做更好的手术为目标，进行充分的研讨。

新的手册做成时，像前面讲的一样，要根据"一点突破至全面开展"的思想，培训学员将编制指南当成己任，然后，进行相关的讨论，以期待做出更好的指导手册。这样做出来的指导手册，在接下来的培训学员的实践中将会不断地被改进。而不断地将新的意见纳入进去，才会产生良性循环。

这些应该扩展到临床路径及与患者交流的所有方面。对于各种各样的指南和临床路径方面，经常性地、多方面地进行"计划、执行、检查、行动"的PDCA循环往复。不仅仅是指导教师、培训学员，乃至医务人员全体，都应该经常倾听患者的意见，不断地去改进。

循环上升系统（PDCA循环往复，以至提升）

各种医疗机构环境各不相同，像大学附属医院这样的医疗教育机构，在这里所有的实习医生，不仅只是有要成为腹腔镜手术术者为目标的学员，更是有在初级阶段的实习医生，甚至还没有确定是否选择妇产科专业而要想取得技术认定医生资格，就必须要有 100 例的手术操作经验的医生，所以还要考虑这家医疗机构的手术例数问题，由此也就决定了能够在同时期接受培训的学员的数量问题。从培养出下一代人才的角度来看，不只是只作为术者培养，更是要培养出能够担当下一代教育的人才。当然，如果不知道"手术的乐趣"，别说是以技术认证医生为目标，就连实习本身的效果也会大打折扣。

因此，作为配合各个阶段的综合课程，循环上升系统是非常有用的。

笔者等通常是由 3 人共同进行腹腔镜手术（图 1-1）。术者站在患者的左侧，利用腹股沟和肚脐左侧的两个套管针（Troca），用双手进行操作。第一助手、第二助手站在患者的右侧。第二助手，基本上是扶着镜子，留意保持良好的视野。第一助手使用患者右侧腹股沟部位的套管针（Troca），单手操作。开始是用右手持钳，逐渐要过渡到习惯左手持钳操作，然后用右手操作举宫器，锻炼左手持钳操作的目的，也是为了将来做术者时左手可以自如地操作。这样不断地去积累作为术者的经验，然后培训教师让年轻医生作为术者，自己来做助手去辅助他。

换言之，这个系统的第二助手、第一助手，与术者相互轮换进行的同时，就实现了真正意义上的循环上升课程，能够实践"先看后做，再做，然后教授指导"的学习成长过程。在实习医生阶段，除了应该教给他们享受手术的乐趣，让其全程参与手术的计划，更要去营造良好的学习氛围。当然，如果在其中有感兴趣的东西，标准化的术式并非不可以被改进。例如，切割闭合器主要用于附件的切除、输卵管的切除，或者用在全子宫切除术（TLH）时上半部的韧带切断部分。如果他或她感觉对手术很有兴趣，这将成为他今后学习腹腔镜手术，希望成为技术认证医生的契机，并可能会成为下一个技术认证实习医生的好人选。

图 1-1　**4 个穿刺位置与术者位置**

·术者
　右手：针状单极操作钳
　左手：辅助钳
·第一助手
　右手：辅助钳（肠钳）
·第二助手
　镜子

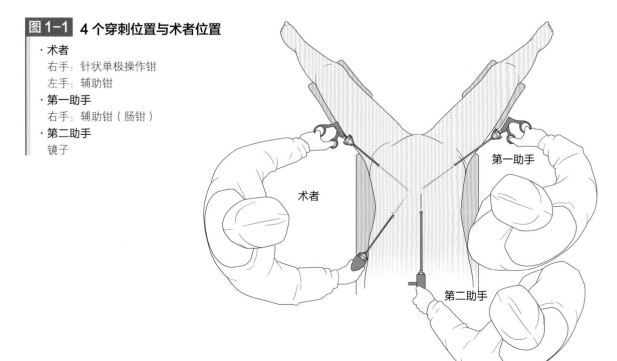

术者

第一助手

第二助手

培训实操门诊的设置

笔者设立了专门腹腔镜门诊。负责门诊的主要是以技术认定医生作为目标的培训学员们。他们要接待即将接受腹腔镜手术的患者，这些患者要全部通过该门诊就诊。

培训学员们可以在该门诊选择符合自己技术水平的病例，然后亲自进行手术方案的制订，做"主刀医生"。当然，也必须向患者说明，在手术中，由拥有技术认定医生资格的指导教师作为助手加入进来，以保证手术的安全性。在进行被认为是超过自己技术水平的手术时，要由培训教师担任术者并且来制定手术，而学员作为助手参与手术。有关手术的适应证、手术的难易程度、手术时间的评估等必须由手术团队全体在术前讨论确定。通过这样的做法，既不降低患者的满意度，又能使实习医生拥有多种多样病例处理的经验。而且还可以练习做手术方案，面对患者，进行手术说明及得到作为真正的术者的经验（**图1-2**）。

学员的心得

> ● 学员的 7 条心得
> ·把患者当作伙伴。
> ·尝试重启。
> ·不要主观臆断，要多问。
> ·在积累病例数之上的"质量"。
> ·制作手术笔记（小册子）。
> ·参加学术会议、发表论文。
> ·常出去观摩手术。

把患者当作伙伴

除了关注手术技术，在实际临床学习的时候，一定不要忘记在那里还有患者。为了不断地提高自身技术，急于求成的心情是可以理解的，但是，一旦发生意外，将会给患者带来巨大的损失。无论当时是怎样的场合，如果有这样的事情发生，一定要请在眼前的教师给予及时的处理，不仅仅是对教师，更包括对患者要持有感恩之心，一定不要做力不从心、非常勉强的事情。

一定要做到：你向患者解释清楚了吗？手术后担当起责任了吗？当自己作为术者为在门诊所接收的、自己负责做手术方案的患者做手术时，是否向指导教师很清楚地说明了患者患有怎样的疾病。作为培训学员不只是从教师那里学习，从患者身上也能学习到很多东西，如果从事医生的职业，就总是要不断地去了解新的东西。决不能让一个手术"流产"，必须要用心认真学习。

尝试重启

称作"标准化"的手术技术是相对容易理解也易于学习的技术。在教师的心得中也有记载，在现场教学中，"标准化"是十分重要的。但是即便如此，培训教师不同，在指导上也会有细微的差异。

不仅如此，现实中还有很多的培训场所并没有实现"标准化"。当然能够在好的培训场所、在优秀的教师的指导下学习是最好的，但是一直能在有这样的好标准的培训基地、同样在优秀的教师指导下持续学习，也是不现实的。故而会有以前的上级医生和现在的上级医生指导自己时出现细节有所不同的事情。

这时，哪位上级医生讲错了，哪位又是正确的呢？实际上，事情并没有那么简单，无论否认哪位上级医生的想法都不是正确的判断。只有当自己的经验远远超过这两位上级医生的时候，也许才有能力说明这两个人意见的不同之处。故以当下自己还在学习的状态，一定应该是无法理解两者的不同。

正因为如此，我才会试着将自己的想法"重启"一次，听进去那个意见，也一定会有新的发现。

不要主观臆断，要多问

教师很严厉吗？某种程度上的敬畏是必要的。除此以外，对于之前所述的不同意见以及诸多不懂的地方等，千万别搁置，要直接去问。教师一定会比自己拥有更多的经验和知识。

当然，学员也许会遇到教师也不清楚的地方。这时候，可以提议一下跟教师一起去查阅文献，拜访相关领域的专家，去努力搞清楚。实际上，医学一直是在发展的过程中，教师教学的过程，同样也是他自己进一步学习提升的过程。正因为如此，那些即使再忙也要认真地努力学习的教师，是最值得我们珍惜的。

图 1-2 腹腔镜门诊的组成（主刀医生与患者的流程）

实习医生预定适合自己技术水平的手术，当然需要在技术认定医生的指导下主刀手术

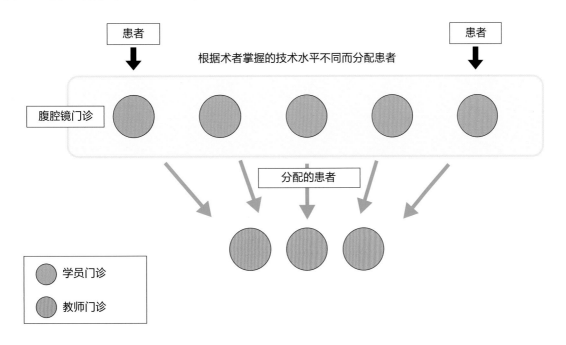

在积累病例数之上的"质量"

所谓手术的"大腕儿",是与他做过的手术例数和经验成正比的,这是不争的事实。当然,这也取决于手术的质量。但是,如果手术流于形式而不善于总结,即使做得再多也没有升华,这种只有例数的手术经验也就白费啦。

我们应该边思考边手术。这不仅仅只是在作为术者的时候,作为第一助手、第二助手参加手术的时候也应该要做同样的思考。如果是带着"思考手术的眼睛",即使是观摩手术也会学到很多东西。例如术者的技巧,使用什么器械、钳子的把持方法、使用方法是否有与自己掌握的经验不同的地方,这种学习就更有意义。在学术会议等场合观看手术视频的时候,更要带着一双思考的眼睛。为了不断地去锻炼"思考的眼睛",平日里就一定要边思考边参加手术。

制作手术笔记(小册子)

人是健忘的动物。今天学的东西、思考的东西,要养成迅速记录下来的习惯。以任何一种形式记录都好,要好好地保存下来。工作中如果有疑问时,就可以立刻拿出笔记来看看,思考解决的答案。同时有想要了解清楚的东西,就可以马上查得到。跟教师一起讨论,查阅过去的手术记录,检索文献,这些过程中都会得到很大的启发,很有可能会有新的重大的发现。

参加学术会议、发表论文

要做到边做事边思考,上面说到的手术笔记就应该记录了很多的想法。那么总结那些数据,同指导教师好好交流,论文一定会在学术会议上发表的。如果做的是规范化的手术,总结经验就更显得十分重要,同时自己思考出的新方法,这也许会成为新发明。

当然,每检索一次论文,都会有一次不同程度的认知的提升。在学术会议上的提问、听取其他教师的意见都是很好的学习。而且,去认识的教师那里申请一下观摩学习手术,看看会是怎样的。

常出去观摩手术

跟指导教师、教授或是医院的院长申请,去其他医院观摩学习手术也是大有裨益的。就像前面所述,培养出"思考手术的眼睛",将会获得巨大的收获。去参观行业内被叫作"最顶级"教师的手术,如果能带着"思考手术的眼睛",一定会有很好的收获。当然出去学习也许会跟自己的医院及氛围不同,但如果能把"了不起的东西"取经回来,一切就都是值得的。

而且,这些顶尖的专家们,都是不会拒绝学习腹腔镜手术的同道们来观摩的,相反,他们会非常欢迎,而且,大家都会成为很好的朋友。当然,去学习的人也必须要谦虚和有礼貌。

"世界上最好的教育，就是看到在那条路上成功的人努力奋斗的样子。"

——迈克尔·杰克逊

■文献

[1]　デューイ（宮原誠一訳）：学校と社会. 岩波書店，東京，1957.
[2]　Moshe Schein（古瀬彰訳）：外科医へ贈ることば　古今の金言・苦言 1142. 南江堂，東京，2009.
[3]　クリフトン K ミーダー編（福井次矢訳）：ドクターズルール 425—医師の心得集. 南江堂，東京，1994.
[4]　武内裕之：順天堂大学産婦人科内視鏡チームによる腹腔鏡手術マニュアル. 中外医学社，東京，2008.
[5]　名言＋ Quotes　　http://meigen-ijin.com/

第 2 章
手术教育系统、培训方法

第1节 培训室：具体练习方法

東邦大学医学部婦人科学講座（大橋），医療センタ-大橋病院婦人科

山本泰弘　浅川恭行　久布白兼行

教育、培训的策略

● 在腹腔镜手术的培训中，与实际手术室经验相并行的就是不可或缺的干性实验室训练。
● 培训的初期，主要目的是学习钳子的运动原理、锻炼在二维空间里手眼协调，然后是熟悉钳子的协调运动。之后是升级到夹持针、缝合、打结操作等的培训内容。
● 本项目是从导入培训箱中的训练开始，以持针、缝合培训的基础为中心进行讲解。

什么是干性实验室

在腹腔镜手术培训中的干性实验室，有培训箱和使用虚拟现实模拟器的培训系统。

培训箱最近几年有很多产品上市，价格相对便宜，因此在很多医院的培训中心都在使用，也有个人为了训练而购买的。

相对应的，模拟器价格比较昂贵，这在医院引入时遇到障碍。当然如果作为临床实习指导的教材而引入，相信会有许多机构使用。

在掌握腹腔镜手术的基本操作培训方面，有报道说模拟箱和虚拟仿真模拟器没有差别。有关模拟器的详细内容将在其他章节另行说明，就不在这个章节里阐述了，但作为实际手术技术的模拟训练而言，还是值得特殊去写的。

在干性实验室里进行反复训练的主要目的就是"运针、缝合、打结等操作"，这些练习适合在培训箱中进行。并且，在与通常不同的端口位置上进行操作训练，还有单孔手术的训练等，培训箱的设计完全可以胜任各种各样的训练内容。

培训箱的布置

使用器材：箱子和摄像系统

近年来市面上出售的培训箱多以轻量化、小型化的产品为主（**图2-1-1**）。另外，比较好的是有基本上相对固定的端口孔，还支持自行制作端口。

摄像系统大多与箱子形成固定的配套。但是，固定配套的专用摄像系统在个人购买使用时还是显得价格昂贵。也有许多人利用便宜的电脑连接上网摄像头、数码相机、摄像机等来作为摄像系统。

如果是导入专用摄像系统以外的设备时，必须要注意相机的角度和焦距，以及画面延迟（实际的动作和画面的偏差）（**表2-1-1**）。为了减轻训练时的不适压力，需要事先调整好镜头焦距等相关设置。

图 2-1-1 市场上销售的培训箱（举例）

在箱子里设置了能够手动聚焦的摄像机和显示器

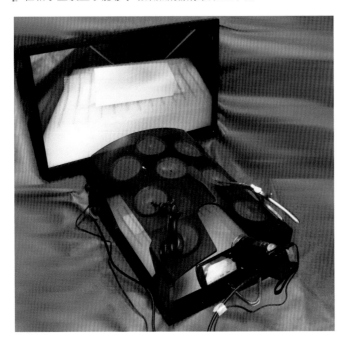

表 2-1-1 摄像系统的对比

	专用摄像系统	摄像机、数码相机	上网摄像头
优点	焦距、画面都是最优的	容易导入 可录像	容易连接使用 小型易搬运
缺点	比较昂贵 达到高清化（HD）有困难	需要设定合适的画面和焦距	由于视角大，需要通过电脑进行处理，易发生画面延迟，影响操作效果。常发生不聚焦的现象

练习用的钳子

在培训箱训练中使用的钳子，基本上就是分离钳和练习缝合使用的持针器。分离钳是为了配合缝合时使用，多为 Kerry 型和 Maryland 型的分离、把持钳子。

在日本，很少有提供专门为培训练习使用的廉价钳子，而大多使用临床手术后废弃的钳子。也有一次性钳子在临床使用后经过清洗作为练习使用，但要充分注意即使是清洗过的一次性器械也有感染的风险（**图2-1-2**）。

器材的布置和位置

做培训箱内的训练时，操作最舒适的位置就是在同轴位置上进行（**图2-1-3**），并且，站立在符合人体工程学的位置上操作才会顺畅。在训练的初期很容易发生站立的位置离培训箱太近，使上肢活动区域受到限制，进而使上肢肌肉产生僵硬疲劳。站在稍远一点的位置上，操作时更符合力学原理，不必用蛮劲（**图2-1-4**）。

实际的训练

熟练操作钳子的基本动作

操作钳子的基本动作有 3 个。

以套管针（Troca）孔作为支点，操作钳子的前端，使之与操作的手呈反向的扇形运动；钳子从套管针（Troca）孔进出的"活塞运动"就是进出活动，一个左右扇面状，一个进出活塞，一个自体旋转；然后是以钳子的轴为中心，旋转钳子的自体旋转运动（**图2-1-5**）。

图 2-1-2 练习使用的钳子

持针器有手柄是弯曲的和笔直的两种。这两种持针器在使用上没有特殊的区别，可以按照单位购置设备的情况或者是使用的习惯来选择。辅助钳，展示的是一把 Kerry 型的分离钳

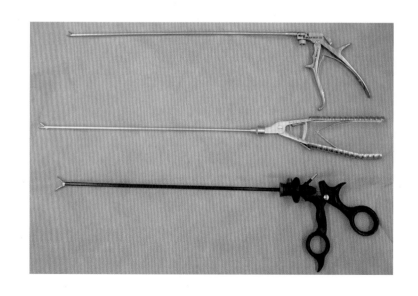

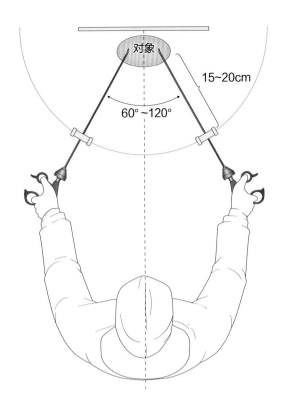

图 2-1-3　同轴的位置

画面、操作对象、钳子和术者成一条直线
排列，从上面看下去呈左右对称的形状。
通常左右的穿刺口（间隔）是设定好的。
两个钳子之间的夹角能够在 60°~120°角
的范围内，这时需要把穿刺口到操作对象
之间的距离调整到 15~20cm

图 2-1-4　训练时的站位

和指导教师相比，在训练初期，学员的身体会不由自主地接近培训箱。在这个状态下会导致小臂和手腕的活动范围受限，不仅
无法流畅地进行操作，还会很容易造成疲劳

a: 指导教师

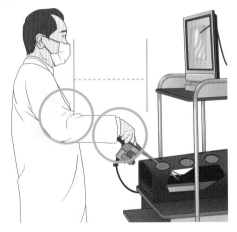

b: 培训初期

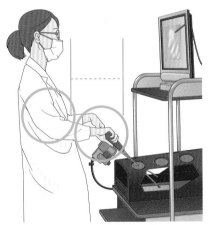

图 2-1-5　3 个基本的钳子动作

扇形运动是通过穿刺口为支点和
术者手的动作成点对称关系
小的旋转运动是手的内旋、外旋
动作，大的旋转动作需要通过操
作钳子的旋转钮来实现

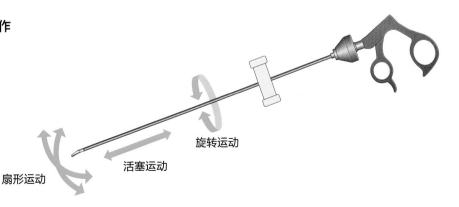

旋转运动

活塞运动

扇形运动

在腹腔镜手术学习的初始阶段，需要熟练这几个基本动作，然后要在探头摄像系统下的二维空间视野里学会"手眼协调"。要做到这点，使用夹持"曲别针"等移动的训练方法会很有效（**图 2-1-6**）。

左右钳子的协调运动

腹腔镜手术中，往往需要通过多把钳子进行操作。但最基础的是掌握左右两把钳子的协调运动。

把布和绳子比作在动物实验室里操作的消化器官进行肠管夹持的训练（**图 2-1-7**）。通过使用两把钳子进行组织夹持、交接、移动等连续的动作来锻炼培养稳定的"手眼协调"。

缝合、打结训练

缝合、打结是在培训箱里训练的主要内容。缝合、打结手法的详细描述在后面的章节里有介绍，现在主要围绕基本的训练方法进行讲解。

图 2-1-6 "曲别针"的搬运

夹持"曲别针"完成来回移动。夹持"曲别针"的时候，为了与"曲别针"的方向贴合，让钳子的前端做小的旋转动作。通过手腕的内旋、外旋来完成小的旋转动作，大的旋转动作则需要通过钳子的旋转钮来实现

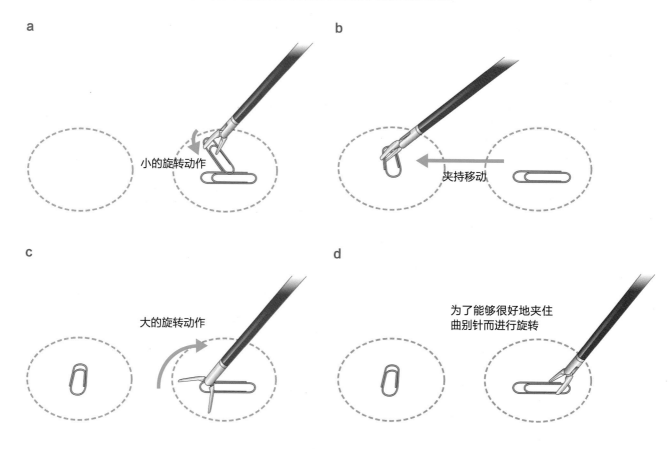

a

小的旋转动作

b

夹持移动

c

大的旋转动作

d

为了能够很好地夹住曲别针而进行旋转

针的把持方法

　　通过持针器和辅助钳子来控制缝合针，练习的目标是掌握正确的把持方式，即夹住的针和持针器的轴要成直角（**图2-1-8**）。

　　一开始先习惯通过双眼立体视觉来看对针的把控，然后再过渡到使用摄像机的培训箱进行训练。通过在摄像探头下的视野里进行训练并记录正确的把持状态，反复揣摩，一直练习到不需要双眼直视确认（直接在显示屏上观察操作），一系列的训练就会变得顺畅起来。

图 2-1-7  **牵拉训练**

用两把钳子在布和绳子上进行训练（比作动物实验室里进行的训练）
在动物实验室的训练，都是以夹持、交接和移动等连续的动作，每10次交替为1组来测定时间。在训练开始和结束时计时，随着操作所需时间的短缩代表着掌握的熟练程度
从右到左，从左到右的方向变化及左右钳子的功能改变，反复操作以至娴熟

a

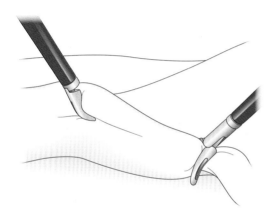

b

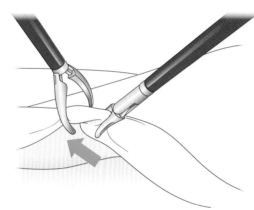

图 2-1-8 **针的握法**

用持针器握住由分离钳送入的针，用辅助钳子对针的前端进行引导，使夹住的针和持针器的轴要成直角，练习正确的夹持针的方法。持针器握持程度需要由辅助钳子的运动来协助调整

a

辅助钳子

持针器

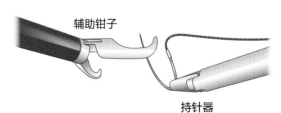

b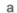

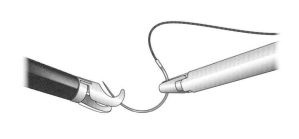

c

记住正确的持针的影像

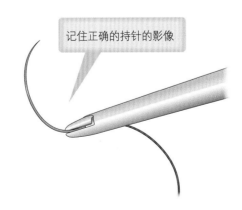

运针

运针是沿着针的弧度来做弯曲运动。这个运动是由钳子的旋转运动和扇形运动的组合所构成的，就像是让手中的球旋转一样，动作是由下臂和手腕的运动所产生的。

从针刺入组织开始，至贯穿组织，拔出的全过程，通常都是以针的弯曲为弧度所形成的虚拟圆形来进行训练的（**图 2-1-9**）。

打结

本项目是以在体腔里打结为基础的 C-loop 法来展示的。这个方法是以一个圈的形成为开始，形成线结以及打结的 3 个步骤共同构成的一连串动作（**图 2-1-10**）。

这些动作、针与线，还有钳子都是在立体的空间里进行操作的。首先要训练在直视下双眼的立体视觉里熟练操作过程，之后为了熟悉二维空间与三维空间的不同感觉，要转为在摄像系统下进行训练。

图 2-1-9 运针

以针的弯曲弧度画 1 个圆，沿着针的弧度来做弯曲运动。钳子和摄像探头的轴可能会有偏差，在屏幕上探头下见到的不是正圆，而是纵长的椭圆形
按照想象正圆一样来运针的话，不会对组织带来额外的伤害，能够顺利地行针缝合

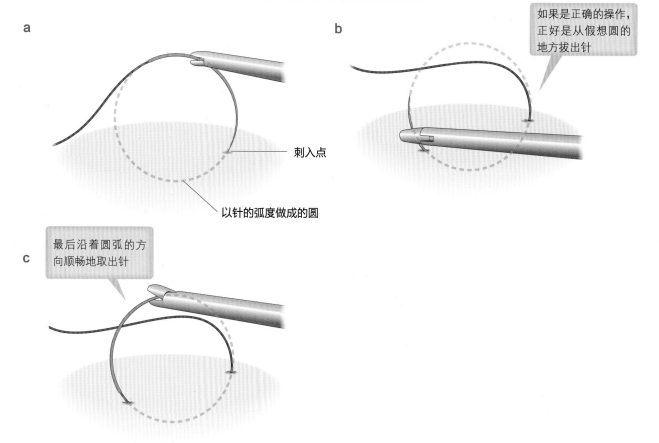

如果是正确的操作，正好是从假想圆的地方拔出针

刺入点

以针的弧度做成的圆

最后沿着圆弧的方向顺畅地取出针

注意事项 & 技巧

训练中的要点

● 在进入实际训练时，重要的是要将一个动作或步骤达到一定数量的反复练习。通过记录同一个动作从最开始进入训练到训练结束时其所需的时间，就可以看出自己是否达到了熟练的标准。

● 通过摄像机系统把训练时的画面记录下来，既可以复习自己的动作，又可以与指导教师操作的动作进行对比。另外，也可以更客观地测量训练时间。由于数码设备的普及，使录制和删除都变得比较容易，建议广泛应用。

图 2-1-10　打结

a: 用持针器夹住线长的那端，摆放形成 C 环

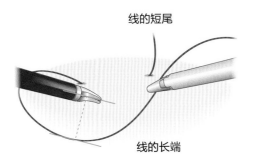

线的短尾

线的长端

b: 把 C 环缠绕在辅助钳子上

这时持针器夹住形成的 C 环和辅助钳子平行。刚开始练习的时候可以使用容易操作的丝线

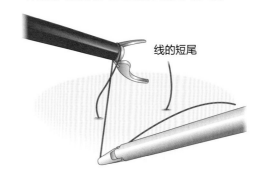

线的短尾

c: 辅助钳子夹住线短的另一端并拉出

这时要注意持针器形成的环不要有张力

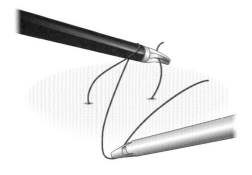

d: 各自夹住两边的线，拉紧形成线结

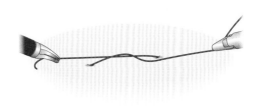

■文献

[1]　Scott DJ, Bergen PC, Rege RV, et al：Laparoscopic training on bench models: better and more cost effective than operating room experience? J Am Coll Surg 2000；191：272-283.

[2]　Mohammadi Y, Lerner MA, Sethi AS, et al：Comparison of laparoscopy training using the box trainer versus the virtual trainer. JSLS 2010；14：205-212.

[3]　Mulla M, Sharma D, Moghul M, et al：Learning basic laparoscopic skills: a randomized controlled study comparing box trainer, virtual reality simulator, and mental training. J Surg Educ 2012；69：190-195.

[4]　松本貴：最小侵襲手術アップデート 腹腔鏡下手術に必要な縫合・結紮手技習得のポイント. 臨床婦人科産科 2012；66：350-357.

[5]　Scott DJ, Young WN, Tesfay ST, et al：Laparoscopic skills training. Am J Surg 2001；182：137-142.

第 2 节　动物实验室

医療法人篤静会谷川記念病院　順天堂大学医学部産婦人科学講座

伊熊健一郎　　北出真理

教育、培训的策略

- 对于在妇科疾病临床正式开展腹腔镜手术，在日本已经走过了将近 1/4 个世纪，并作为被大家所广泛认可的手术治疗方法而固定下来。但是，为了向患者提供更加安全、高质量的手术，必须掌握基于循证证据的治疗指南、获取相关信息、掌握确切的知识和熟练的技能。为此，我们就必须在日常工作环境中设立就近的干性实验室用于训练，但立足于实际操作的动物实验室里所进行的动物腹腔镜手术模拟训练，更是非常重要的。

- 在**图 2-2-1** 中列出了为提高腹腔镜手术技能的各种训练方法，其中之一就是以腹腔镜手术标准化为目标的动物实验室演讲会，是由日本妇产科内镜学会主办的实践技能操作研究学习会。对于要开始做腹腔镜手术的人，想成为技术认证医生的人，甚至想要成为"手术达人"的人，动物训练的体验是非常重要，也是很有意义的。

- 在本节中，将介绍由学会主办的实际操作研究学习会的授课内容和动物实验室培训课程的具体内容等。它将成为手术教育系统训练法的一部分。

图 2-2-1　提高腹腔镜手术技巧的各种训练方法

腹腔镜手术演讲、研究学习会、演讲会等

- 参加由学会、企业或区域主办的演讲会

干性实验室训练（培训箱、模拟器）实践培训

- 使用企业提供的干性模拟训练（需要预约）
- 使用各种医疗机构建成的干性模拟训练中心（购入培训箱）
- 自行制作简易的培训箱

动物实验室实习技术培训会

- 参加学会主办的动物实验室研讨会
- 使用各医疗机构中企业提供的动物实验室（需要预约）

参观医疗机构相关设施，浏览手术 VTR 的网站

- 去委托手术例数比较多的医院，进行手术观摩
- 阅览腹腔镜手术的 VTR 浏览用网站，购买或由企业提供的手术 VTR 进行学习
- 参考上级医生进行手术的 VTR

使用捐献的遗体进行腹腔镜手术训练

- 在日本国外有使用遗体进行训练的课程，也可以在日本去线上听讲座（在日本，不允许使用新鲜遗体进行手术训练）

腹腔镜手术实用技能研讨会举办的背景与发展（表2-2-1）

日本妇产科内镜学会从 1991 年开始与日本内镜外科学会进行了整合，对内镜手术的实际应用情况进行实时统计报道，以把握国内内镜手术普及的实际情况及其内容。

1994 年，针对妇科疾病的腹腔镜手术也被纳入了医疗保险范围，为了今后安全地普及内镜手术，在本学会举办的一年一次的学术研讨会上，策划了以顺应时势发展为主题的学术研讨会。

此后，从 1996 年开始，每年举办 2 次以实践性技术指导为目标，以雌性仔猪作为实验动物的动物训练实践技能研讨会。

实践技能研讨会成立后也有课程的变迁，从 2003 年的第 15 期实践技能研讨会开始指导内容全部统一，导入了以系统为基础的成体系的主干课程（初级课程）。并且从 2008 年的第 24 期实践技能研讨会开始，本课程的学习已成为技术认定申请时的加分项，以提升技术学习为目的的高级班课程也加入其中。

动物模拟训练的特点和必要性

已经有很多的妇科疾病适合于用腹腔镜手术来治疗，渴望进行腹腔镜手术的患者也在显著增加。而且与其相关的设备、器械等的改良和开发也令人眼花缭乱，要想能够恰当地使用这些设备，掌握专业的知识及技能是十分必要的。而要想掌握这些，只靠平时在手术室中获得指导和个人的训练是不够的。为了熟练进行分离、止血、切割、回收等操作和使用新设备，在动物实验室进行动物活体手术训练的体验必不可少。

在**表 2-2-2** 介绍了干性实验室和动物实验室的比较，两者的诸多目的完全不同，为了学习到手术技能如何做好两者的平衡，无须质疑，这将是学习、掌握技术的一条捷径。

表 2-2-1 日本妇产科内镜学会实践技能研讨会召开背景

1991 年	日本内镜手术实况统计（并发症问卷调查）开始
1994 年	妇科领域腹腔镜手术被纳入医保
1996 年	基于医疗器械企业的动物实验室，开始将仔猪用于实训技术研修会（第 1 期实践技能研讨会）
2003 年	指导内容与课程全部统一，导入了系统性的专业课程（第 15 期实践技能研讨会）
2008 年	导入了以取得技术认定书后的学员为对象的高级培训课程（第 24 期实践技能研讨会） 把参加实训研讨会的学习作为技术认定申请时的加分点

表 2-2-2 干性实验室与动物实验室的比较

干性实验室	动物实验室
价格相对便宜	非常昂贵［约 3 万元人民币 / 台（50 万日元左右 / 台）］
易于反复学习	能够参加的机会较少
受场地的制约较小	国内仅有一些医疗机构具备
使用的器械被限定	可使用高价的医疗器械（各种能量器械）
最适合持续地进行训练	能够体验活体手术的感觉
以缝合训练为主（模拟装置除外）	不只可以缝合，还可以训练分离和止血等操作
开发虚拟训练系统	手术的提升，对手术技能的提高有用

另外，猪的腹腔内脏器官如肠管和肝脏、淋巴结等与人类的这些器官相似，但是子宫和卵巢这些内生殖器形状是不同的。猪的子宫是细长的双角子宫，与人类的输卵管比较相似，可以模拟人类的输卵管手术。如果使用这样替代性的器官和配套元件，就可以进行大部分的手术模拟训练了。

实训研讨会的课程、概要和目的

如**图 2-2-2**所示，实训研讨会如前所述根据学员经验不同可分为两种课程：主干课程培训主要适用于把取得内镜技术认证合格作为目的的医生，高级课程培训适用于已取得证书后想更进一步以提升技能为目标的医生。

培训内容：①包括多个技术认证审查委员的专家讲座和直接实践指导。②依据使用说明书对机器的原理和使用方法进行指导。③聚餐时以圆桌会议形式

图 2-2-2 日本妇产科内镜学会主办的内镜实训研讨会课程概要

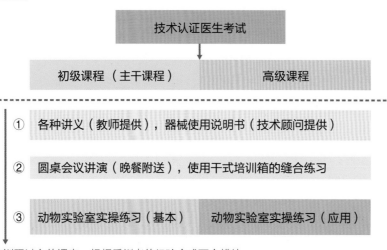

实训研讨会的课表，根据受训者的经验合成两个模块。

图 2-2-3 动物实验室实训研讨会的课表与流程

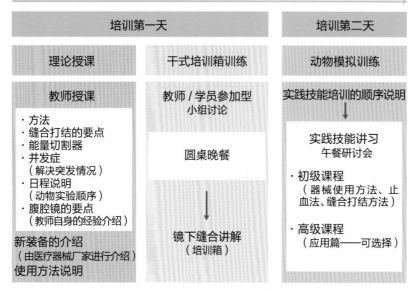

（为妇科内镜手术技术的提升而修订）

与教师进行交流。④使用干性培训箱进行缝合指导训练。⑤在最后一天，在动物试验室使用雌性仔猪对各种手术进行再现和确认。所有这些构成了使学员们得以充分体验的课程系统 **（图 2-2-3~ 图 2-2-6）**。

这个实训研讨会的主要目的是：①使学员理解各种手术器械、设备的原理与特性。②掌握安全的器械使用方法。③熟悉掌握器械操作与缝合方法。④明确自己掌握技术的程度。⑤以实际手术作为模板的模拟训练。⑥对突发事件处理的培训学习。⑦进而与其他医疗机构的医生交换意见。⑧得到由经验丰富教师的直接指导。另外即使对于听过课的学员来说，也能学到更多实践性、更高难度的技能，学习新的手术技巧，在术式的改良及开发之前，率先使用动物模拟操作来印证是极其重要的，而且今后这种必要性会越来越重要。

实践技能培训的日程与内容详情

下面我们就日本妇产科内镜学会主办的实践技能研讨会的课程安排做具体介绍。

实践技能研讨会，在共同主办的企业提供的培训机构里进行，日程为 1 天，周六 15:30 左右开始，于第二天（周日）15:30 左右结束。2 天的研讨内容详情如**图 2-2-3**、**图 2-2-4** 所示。

图 2-2-4 动物模拟实验的日程安排（第二天）

	日程（基础课程）	日程（高级课程）
08:45		
09:00	训练体系说明	
09:20	1. 套管针（Troca）插入方法：闭合法、开放法［新型套管针（Troca）也适用］	
	2. 基本技术 · 肠管操作（测定完成动作所需时间）	2. 熟练新器械的使用方法 （亦可根据实际水平省略） · 切开肠系膜（使用各种能量器械） · 肠系膜血管止血
	3. 器械的基本操作 · 线状切开子宫（模拟线状切开输卵管） · 切除及回收肠管（使用各种器械） · 切开肠系膜（使用各种能量器械）	3. 各种缝合结扎（打结） · 打结的基础及应用：方结、外科结、滑结 · 精细缝合：环状切开子宫及端端吻合
	选项：粉碎器的使用，使用膀胱模拟腹膜外卵巢囊肿摘除术等	
午餐 时间	4. 针对肠系膜血管的止血法（解决疑难问题） · 使用剪刀将肠系膜血管切开 · 使用各种能量器械止血 （单极电刀、双极电刀、超声刀、切口闭合器等）	4-A 实际操作前讲座（午餐） 【淋巴结廓清术】 自尾动脉分支部到 IMA 分支部淋巴结廓清	4-B 实际操作前讲座（午餐） 【连续缝合】 对子宫、肠管进行连续缝合（模拟 LM。锁边缝合、棒球式缝合、荷包缝合）
	5. 缝合操作（打结） · 缝合线状切开的子宫 · 肠管之间的缝合 （与干式培训箱并用） 6. 肠旋转（测定完成动作所用时间，与早晨的成绩做个对比）	5. 其他方法建议（时间充裕的情况下） · Burch 手术（Cooper 韧带悬吊术）、膀胱颈悬吊术、阴道旁修补术 · 输尿管膀胱移植术、输尿管端端吻合术（包含游离输尿管） · 低位前端切除术 · 肾脏摘除术、胆囊摘除术 · 单孔腹腔镜手术等
15:15	讲评，颁发学员证	
15:25	返回	

（注）高级课程 4-C 中有时包括 "单孔手术"
（妇产科内镜手术技巧提高摘要，部分修订）

第一天日程的介绍（图2-2-5）

第一天，在离培训会场最近的车站附近的指定地点集合后，全员乘坐巴士进入会场。在培训会场对培训步骤进行说明的基础之上，由负责培训的教师来说明：①动物实验室培训的主要目的。②各种培训内容，猪的解剖等。③在干性实验室和动物实验室训练腹腔内缝合。④腹腔内缝合的临床应用，各种能量设备的使用。⑤针对出现的疑难并发症处理预案的讲解。⑥企业时段（由共同承办企业介绍和说明目前受关注的器械等）。⑦按小组分开进行器械练习（由共同承办的企业的技术支持人员协助学员了解在动物实验室模拟培训中使用的器械特点和使用方法），缝合演示（由教师现场讲解缝合等的要点）。

之后，全员前往住宿宾馆，办理入住登记后，18:30左右在会议室集合。按第二天的动物模拟训练的小组（每位学员已事先按照有否经验在主办机构被分好组）按圆桌形式边享用晚餐，边聆听训练体系的说明和来自负责教师的"我的经验，我的努力（每次的内容有变化）"等演讲，之后进行小组会议（由动物模拟训练的教师进行答疑，并与学员进行提问答疑及意见的交换）。最后，有兴趣的学员可以在培训箱中进行缝合、打结的练习。

第二天日程的介绍（图2-2-6）

第二天，在宾馆用完早餐后乘巴士前往会场，接受简单的动物模拟训练日

图2-2-5 动物模拟培训场景（第一天）

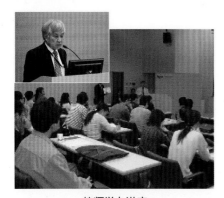

教师举办讲座

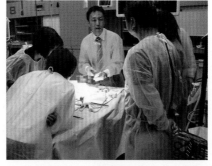

由技术支持人员进行各种切割器的使用说明

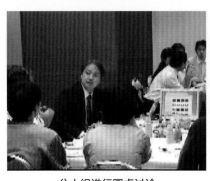

分小组进行圆桌讨论

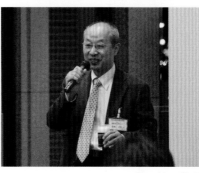
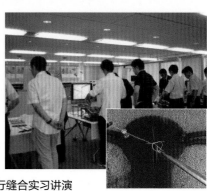

使用培训箱进行缝合实习讲演

程说明后，更换手术衣，开始动物模拟培训。各个手术台都配有负责教师和技术支持人员 1~2 名，每 3 名学员组成一个小组进行一头雌性仔猪的手术。为了能够进行机会均等的训练，每位学员作为术者轮流按计划完成一个任务，负责教师的指导内容也是标准化的。

来自实际的动物模拟训练的程序

在雌性仔猪练习中，首先将套管针（Troca）使用平行法或菱形法进行操作，完成穿刺，建立气腹，确保术野。

基础课程

使用各种器械，以学习实际手术的基本操作方式为目的：①使用 2 把钳子进行钳夹翻转肠管。②线状切开子宫或切除部分肠管并回收取出（**图 2-2-7**）。在课程的最后还要钳夹翻转肠管，前后两次操作时间会进行计时比较。下一步，以学会各种能量设备的使用方法为目的。③使用各种各样的切割器械切开肠系膜。同时作为突发事件处理。④对于锐器损伤的肠系膜血管的出血，使用各种能量器械进行止血。⑤对肠管或子宫进行基本的结扎、缝合训练。⑥如果时间充裕的话，还可以学习到子宫的端端吻合以及打滑结、连续缝合等各种变化的缝合方法等（**图 2-2-8**）。

图 2-2-6　**动物模拟培训场景（第二天）**

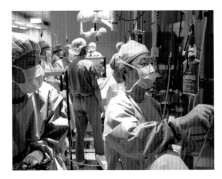
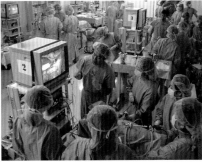

动物模拟培训练习

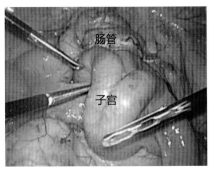
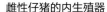

肠管

子宫

雌性仔猪的内生殖器

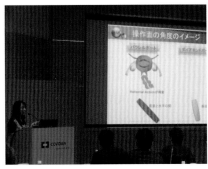

午餐讨论会

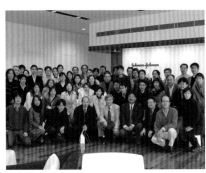

颁发学员证后的纪念合影

图 2-2-7 **基础课程计划里的动物实训操作内容（热身篇）**

a：旋转肠管
使用左右的钳子将小肠钳夹翻转 10 次

b：线状切开子宫
使用单极电钩线状切开子宫的一部分

c：切除部分肠管并回收取出
切除部分小肠，放入回收袋取出至体外

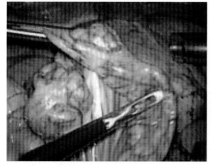

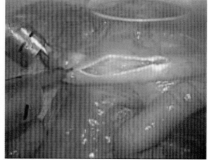

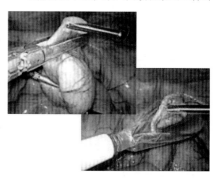

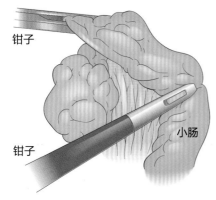

钳子

钳子

小肠

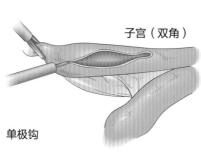

子宫（双角）

单极钩

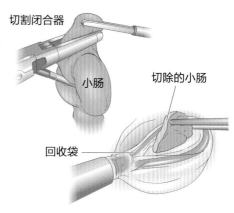

切割闭合器

小肠

切除的小肠

回收袋

图 2-2-8 **基础课程计划里的动物实训操作内容（基本技能篇）**

a：各种能量器械的使用（肠系膜切除）
通过切开肠系膜，学习各种能量器械的使用方法

b：处理突发问题（止血法）
损伤肠系膜血管后，使用各种能量器械进行止血

c：基本的打结、缝合操作（切开的肠管和子宫的缝合）
对肠管进行单结节缝合训练（a 的切除部位等）

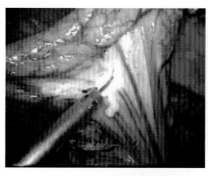

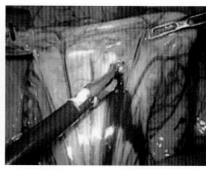

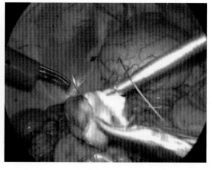

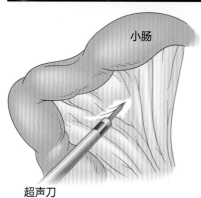

小肠

超声刀

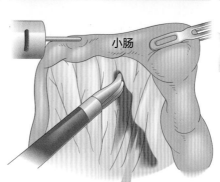

小肠

双极

来自肠系膜的出血

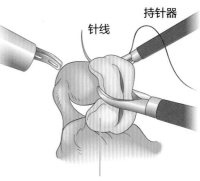

持针器

针线

肠管切除部位

34

图 2-2-9 高级课程里的动物实训操作内容（应用篇，含选修课）

a： 子宫端端吻合（精细缝合）
　　将子宫轮状切开，使用 4 根带针线（运针缝合后夹住各个缝合线，之后一口气将其逐个打结）进行端端吻合

b： 淋巴结廓清（选项 1）
　　进行淋巴结廓清（腹膜后淋巴结亦可）

c： 连续缝合（选项 2）（线状切开的子宫）
　　使用图 2-2-7b 中线状切开的子宫进行连续缝合训练

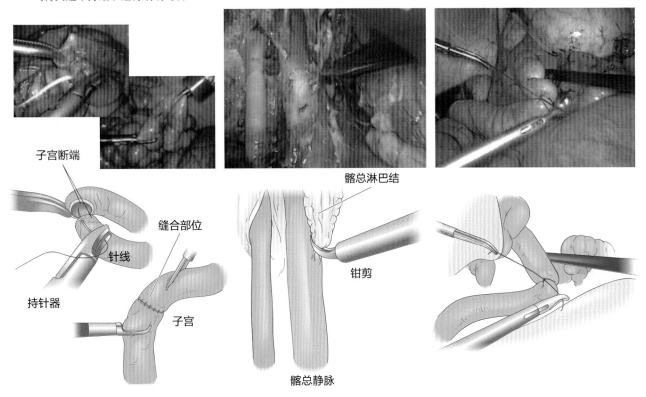

子宫断端
缝合部位
针线
持针器
子宫

髂总淋巴结
钳剪
髂总静脉

图 2-2-10 高级课程计划里的动物实训操作内容（手术计划：时间充裕 / 学员希望做）

a： Burch 法 / 阴道旁修补术
　　自耻骨开始分离尿道与膀胱，将 Cooper's 韧带和尿道下部的阴道壁缝合固定的方法

b： 输尿管膀胱移植术
　　在分离切断的输尿管中放入支架，在切开的膀胱内部缝合固定的方法

c： 直肠低位肠段切除术
　　使用自动切割闭合器，将直肠断端部位的肛侧及头侧吻合的方法

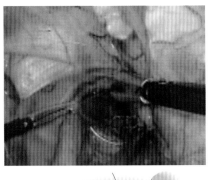
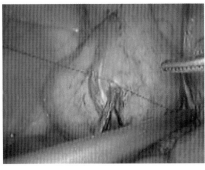
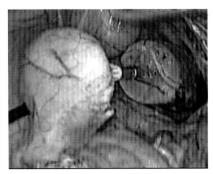

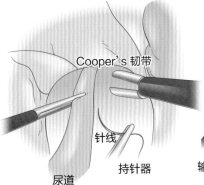
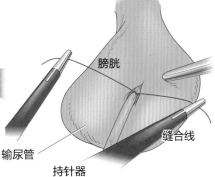
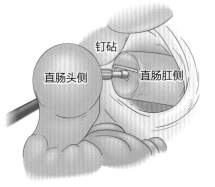

Cooper's 韧带
针线
持针器
尿道

膀胱
输尿管
持针器
缝合线

钉砧
直肠头侧
直肠肛侧

① 通过切除肠系膜来确认对能量器械操作的练习。②针对肠系膜血管的出血进行止血操作练习。③基本的缝合结扎和应用，进行子宫端端吻合。④根据学员申请想进行的操作培训内容，如进行连续缝合之类的各种缝合方法的练习。⑤盆腔淋巴结清扫。⑥进行单孔手术等（**图 2-2-9**）。⑦如果还有剩余时间的话，作为手术可进行 Burch 法（阴道旁修补术）。⑧输尿管膀胱植入术。⑨低位直肠部分切除术。⑩肾脏摘除术等的实操体验（**图 2-2-10**）。

实践技能研讨会的课程计划及重点

实践技能研讨会的计划及重点如**表 2-2-3** 所示，最重要的是要有均等的实践操作机会。为此，我们引入以下制度：由手术技能水平相当的 3 个人组成 1 个小组，轮流担任术者、第一助手、第二助手的角色。此外对于同一单位来的多个学员，尽量要分散开，避开同单位学员在一个组的情况。

其他的要点是有学员通过反复的座谈及实践来迅速确切地掌握手术技能，真正做到使教育课程的内容标准化。特别是考虑到要减少教师之间的差异和每次研讨会指导内容的不均衡。另外，各个小组还配备了技术人员和教师，建立了直接指导的层层负责的教导体系。因此，由经验丰富的教师直接指导与手把手培训，不仅可以学习新的手术技能，还可以解决平日感到疑惑的事情，大家一致认为这是非常有益的机会。

教育的精华

"尝试着去做、敢于说出自己的想法给他人听、继续实践并思考、给予赞美才会带来动力"这是在制订实训研讨会计划上引用的一句话。虽然时代在不断地变化，但教育的本质是不会变的，要想学会手术技巧，除了观摩手术演示和听讲座外，在动物实验室或干性模拟实验室体验过手术，才算开始学习手术（**图 2-2-11**）。本节所介绍的实训研讨会被认为是在一天半的时间里包含了以上的全部内容，是短期内高效率学习腹腔镜手术的最好的课程。

表 2-2-3　内镜实习培训的要点

1	**实习机会均等** ·在充分考虑了个人手术经验后将技能水平相当的 3 个人组成 1 个小组 ·将来自同一医疗机构的学员分散到不同的组（机构内的序号不同） ·轮流更换角色（术者→第一助手→第二助手）
2	**反复学习** ·讲座与实践反复交替，可快速、扎实地掌握手术技能
3	**统一的课程表** ·消除由教师、研讨期别不同、训练机构的不同而造成的指导内容不均一
4	**雄厚的教导体制** ·由教师和技术支持人员进行现场实践技能指导

图 2-2-11　腹腔镜训练的精华

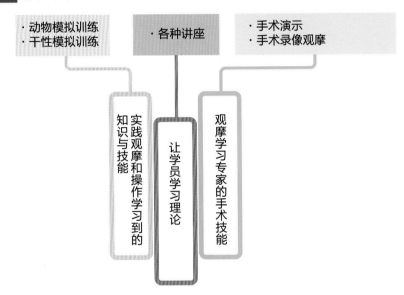

●**参加实践技能研讨会的申请方法和参加人数**
日本妇科内镜学会事务局也是参加实践技能培训班报名的窗口，另外，同时也是关于内镜手术的困惑及相关疑难问题解答的窗口

参加申请：
日本妇科内镜学会事务局
国际会议联合株式会社
102-0075
东京都千代区 3 号街 KS 大厦
TEL:03-3262-8697 FAX:03-3262-8687
学会网站：http://jsgoe.jp/

申请条件
将规定的参加申请书和关于腹腔镜手术的问卷调查通过邮件或传真发送
额定人数：30 人（定员截止）
培训费：会员 3880 元人民币（65000 日元），非会员 4470 元人民币（75000 日元）

■文献

[1]　日本産科婦人科内視鏡学会：産婦人科内視鏡下手術スキルアップ（改訂第 2 版）．メジカルビュー社，東京，2010.

第3节 模拟法：具体的训练法

順天堂大学医学部产婦人科学講座

竹田 純 菊地 盤

教育、培训的策略

● 腹腔镜手术是使用特殊的长钳子，看着在监视器中显示出的二维影像来进行手术，因此掌握腹腔镜手术要比学习开腹手术需要更长的时间。原来，手术技术都是在上级医生的指导下站在手术台上学习的，这样就有给患者增加损伤的可能性，也是在伦理层面上被指出的问题。另外，由于手术技术存在着难以客观评价的问题，因此要重新考虑掌握手术技术的方法和评价的方法。

● 在学习腹腔镜手术的技术方面，人们使用了干性实验室、动物实验室、尸体等进行腹腔镜培训教育。但即使这样，技术的掌握仍不充分，而且由于价格昂贵等原因，我们也在摸索更好的训练方法，这些问题随着近些年科学技术的发展迎刃而解，人们通过虚拟现实技术开发了腹腔镜模拟培训系统。

● 在本节中，我们讨论了有关腹腔镜手术的虚拟现实技术模拟培训系统（VR）。

VR 模拟器

VR 模拟器是一种通过腹腔镜用钳子的移动操作在虚拟现实技术搭建的术野中，进行手术模拟培训的装置。

例如，抓住画面上的物体使之移动，有通过照相机捕捉的基础培训，也有需要在虚拟现实中体验缝合和切断组织应力的必要的培训。此外，还有对预先编程的病例进行根治术的训练。

在这些模拟训练中，对于虚拟现实内的组织给予粗暴的力量时组织也会发生损伤及出血，尽最大可能地再现了实际的手术情况。另外，有些产品还有触觉效应（Haptic），可体验与实际手术相似的感觉，培训结束后，培训所用时间、钳子的移动距离、脏器损伤的次数等各种数据都能一目了然。这不仅仅是训练，还是对手术技术进行的客观评价。

◀【Haptic】是指"触觉"的意思。当在画面上触摸或者抓住物体或脏器时，通过钳子能够把实际触摸或是抓住的力的感觉传达到手上。

产品

作者列举了目前各式各样的相关产品，但不能一一进行说明，在此列举出一些加有腹腔镜手术模拟的妇产科领域的训练体系产品。并对各种各样产品的特点进行简单的解说。详情可以查阅各大相关企业的主页。

腹腔镜手术模拟器

● Lap Mentor（Simbionix，图2-3-1）、Lap Sim（Surgical Science，图2-3-2）

　　从基础的钳子移动练习到腹腔镜下全子宫切除术（**图2-3-3**）等的模拟训练，通过腹腔镜手术模拟器各种各样的训练都可以完成，Lap Sim 的便携程序包中套管针（Troca）的位置可以像实际的手术中那样自由地排列（**图2-3-4**）。

图 2-3-1 Lap Mentor（Simbionix）

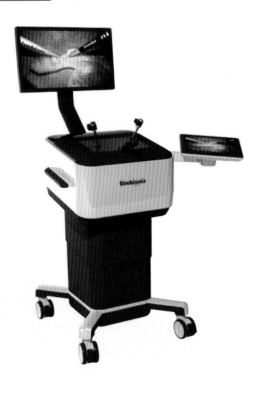

图 2-3-2 Lap Sim（Surgical Science）

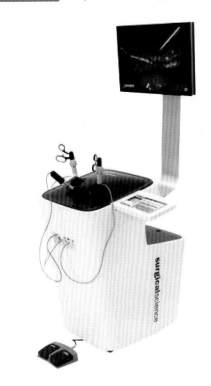

图 2-3-3 使用 Lap Sim 进行腹腔镜下全子宫切除术的模拟画面

被举宫器向右侧牵引的子宫（左侧的输卵管、卵巢固有韧带等已被切断）。再现了电刀凝固的痕迹，以及光反射等真实地展现了实际手术的映像

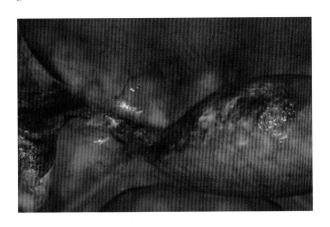

图 2-3-4 Lap Sim 便携程序包使用举例

可以自由地安排钳子插入的位置，与实际手术更加相近的一种模拟手术训练

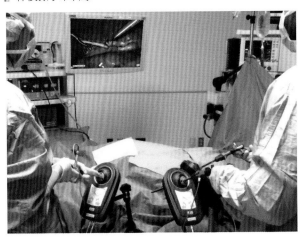

● VR 模拟器的优点和缺点

优点

- 可以实现对患者或动物无任何侵害的手术培训
- 可客观评价术者的技术
- 可以做反复练习
- 相对便宜（虽然初期购买价格较高，但与不断地购买动物及尸体进行训练相比较便宜）

缺点

- 与实体感觉不同
- 无法像实际手术一样可以多人组队练习
- 种类变化较少（例如，即使是同样的疾病，但病变大小与愈合程度实际上是不一样的）
- 针对特殊情况下的模拟训练较少（例如，插入套管针（Troca），巨大肿瘤、大出血时，中转开腹的模拟训练等）

● 过去的报道

如下述报道所示 VR 模拟器的有效性与结构效度得以确立

通过使用 VR 模拟器训练，可缩短手术时间与显著地提高技能

手术前使用 VR 模拟器进行热身训练会减少实际手术中的出血量与手术时间

在 VR 模拟器上的客观评价显示出其与实际手术技术的相关性

非惯用手的训练比惯用手获得技术的时间要长

对于医学生、进修医生、已学会腹腔镜手术操作的上级医生，在这种摄像系统操作方面没有差距

● Lap-PASS LP-100（三菱精密）

套管针（Troca）插入位置的模拟训练以及紧急情况的应对训练（动脉出血、静脉出血、渗血等情况的止血）等多种情况下的多种训练模块。

● SEP（模拟手术）

具有单孔腹腔镜的训练模型。

其他

●内诊模拟训练［PELVIC Mentor（Simbionix）］

内诊模拟训练可行妊娠子宫、子宫肌瘤、卵巢囊肿等疾病的内诊模拟训练。可通过 3D 画面显示出内诊手指的位置与所触脏器的形状变化情况。

●分娩模拟训练［SIMone（Scientific）］

分娩模拟训练的显示器上显示胎心监护与 3D 骨盆解剖图。增加正常分娩模拟训练模式，同时也有器械辅助分娩模拟训练。只有顺着阵痛从正确的角度进行牵引，胎儿才会成功娩出。

● **宫腔镜模拟训练 [VirtaMed HystSim（Simbionix）]**

宫腔镜模拟训练可行子宫内膜息肉切除术、子宫肌瘤核除术、子宫内膜烧灼术等模拟训练（**图2-3-5**）。

● **达·芬奇机器人模拟训练 [dV-Trainer（模拟技术）]**

可以模拟达·芬奇机器人手术。

● **血管造影介入模拟器 [VIST-Lab（Mentice）]**

血管造影介入模拟器使用多种栓塞物质，进行子宫动脉栓塞术的模拟训练。

来自笔者们（顺天堂大学妇产科）的教育

笔者制订的教育计划

为了达到腹腔镜手术学习的目的，笔者制定了基础课程和高级课程两种专门课程。基础课程的计划只能参加腹腔镜手术和宫腔镜手术培训，没有开腹手术培训。

图2-3-5 虚拟现实宫腔镜培训系统（VirtaMed HystSim）的画面

a： 用环形电刀切除息肉
b： 使用滚筒状电极进行子宫内膜烧灼术
c： 子宫黏膜下肌瘤
d： 使用环形电刀行子宫肌瘤核除术
e： 向输卵管插入 Essure 模拟训练

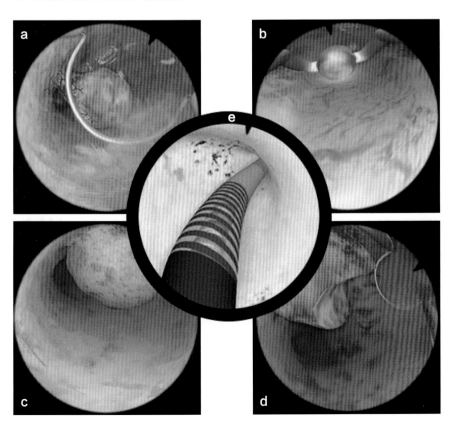

基础课程是以把妇产科专科执业医生作为目标的处于最后进修阶段的医生作为对象来学习的腹腔镜手术基础课程。进修医生在腹腔镜手术小组中学习 2~3 个月，参加大约 100 例的腹腔镜手术，并担任第一助手或者第二助手（把持镜子）来参与手术。在计划中学员主要是负责住院患者的管理，最后阶段的进修医生参加手术时，原则上也只有由日本妇科腔镜学会技术认定的医生才可成为术者。

　　高级课程是以把内镜技术认证医生作为目标的医生为对象开展的课程，每年作为术者，可完成约 200 例腹腔镜手术，作为第一助手完成约 500 例手术。作为患者的管理医生主要是负责门诊患者的管理，笔者的教研室里大约有 20 名这样的技术认定医生，学习腹腔镜手术的医生要接受来自科室指定的技术认定医生的反馈。

▌VR 模拟器的活用

　　笔者们在基本课程中使用 Lap Mentor 进行技术评估，评估使用的是基本任务模块中的"摄像获取""手眼协调""双手操作配合""切割"这 4 个任务（**图 2-3-6**）。

　　"摄像获取"是使用镜体前端斜面 30° 角的镜子，在虚拟现实画面进行观察，任务是需要通过镜头找到红色小球，将红色小球置于屏幕中央后按下快门。

图 2-3-6 Lap Mentor 的基本任务模块图示

a: 摄像获取

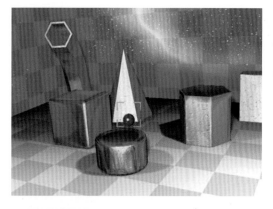

b: 手眼协调

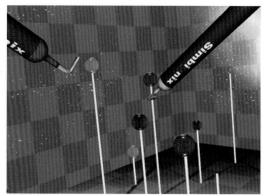

c: 双手操作配合

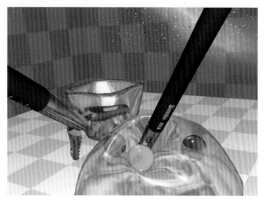

d: 切割

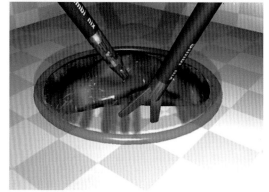

　　"手眼协调"这个任务中，需要两手分别握持红色和蓝色的钳子。

　　画面中的棒的顶端挂有红色和蓝色小球，其中有一个在闪烁。任务要求是用与闪烁小球颜色相同的钳子的前端触碰它。

　　"双手操作配合"这个任务中需要两手分别握住钳子，在画面中有一个啫喱状物，里面埋有红色的小球。使用钳子将啫喱状物提起来，里面的红色小球就变成了绿色，可以用另一侧的钳子把它取出来。这个任务要求将取出的绿色小球放进预定的篮子中。

　　"切割"这个任务中有把持钳和剪刀。画面中有啫喱状物，它的底部与台面之间用可伸缩性的线连着，在这个任务中，要求用把持钳将啫喱状物举起，并将相连的线用剪刀切断。

　　在所有的任务模块中，完成任务所需要的时间、镜头移动及钳子移动距离的数据都可以看到。而且，在钳子操作的评估中还可以确认有效移动距离及其所占比例以及器官损伤的次数。

　　在我们教研室，将学员基础课程学习前后所采集的数据进行分析，就可以评价出其掌握腹腔镜手术技术的程度，并反馈给进修医生。作为第一助手参加手术的最后阶段的进修医生是这样做，就连只担任第二助手（扶镜子）的初期阶段的进修医生也这样做。他们在 2 个月左右的短期训练后，只要经过上述提到的 4 个任务的全部训练，就都可以看到手术技术的进步（未发表数据）。这些结果说明，通过扶镜子观察上级医生的手术、熟悉二维空间的画面、学习钳子的使用方法等练习达到了学习的目的。

　　古典的"边看边学"的教育也能够通过这套虚拟现实模拟器进行客观的评价。而且通过正确地反馈客观评价的结果，也可以保持实习医生的学习劲头。

　　目前虚拟现实模拟器"VR Simulator"与其说作为训练使用，还不如说是作为技术的客观评价在使用。笔者认为将来在教研室中有必要构建更全面的培训程序，而且上级医生也打算在实际的手术前将其用于"热身"，更是作为定期进行技术评估的工具而灵活运用。

关于模拟装置的应用

　　VR 模拟器的进化是很显著的，我认为在不久的将来，各种各样的手术技术可以通过各种各样的场景在 VR 模拟器中再现，但是，模拟终归是模拟，再怎么进化也不像实际患者那样有多种多样的病症。因此，希望在充分利用 VR 模拟器的同时，还是要珍惜在实际临床实践中学到的知识，进一步提高技能。

■文献

[1]　Nagendran M, Gurusamy KS, Aggarwal R, et al：Virtual reality training for surgical trainees in laparoscopic surgery（Review）. Acta Obstet Gynecol Scand 2012；91（9）：1015-1028.
[2]　Calatayud D, Arora S, Aggarwal R, et al：Warm-up in a virtual reality environment improves performance in the operating room. Ann Surg 2010；251（6）：1181-1185.
[3]　Kundhal PS, Grantcharov TP：Psychomotor performance measured in a virtual environment correlates with technical skills in the operating room. Surg Endosc 2009；23：645-649.
[4]　Sarker SJ, Telfah MM, Onuba L, et al：Objective Assessment of Skills Acquisition During Laparoscopic Surgery Courses. Surg Innov 2012. doi: 10.1177/1553350612468960.
[5]　McDougall EM, Corica FA, Boker JR, et al：Construct validity testing of a laparoscopic surgical simulator. J Am Coll Surg 2006；202（5）：779-787.

第3章
患者管理

第3章　患者管理

東京大学医学部附属病院女性外科

平池　修　　大須賀　穣

管理患者的策略

- 作为安全进行腹腔镜手术的大前提，向患者详细地、通俗易懂地说明手术技术以及手术的预期结果，这是非常重要的。不仅要向患者介绍与诊疗相关的信息，还要尊重患者的意愿、自主选择，让患者接受诊疗内容并知情、同意治疗方案。
- 在进行腹腔镜手术时，掌握手术前后患者的状态，仅是进行简单、清晰的治疗过程信息的互通也是非常重要的，近些年，不仅仅是在围术期管理、手术内容方面，在手术室系统化的发展上成果也是非常令人瞩目的。

取得知情同意时的注意事项，围术期管理

形成恰当、确切的知情同意书（Informed consent，IC）的必要条件

知情同意书是在患者有自我决定能力的前提下，①由医疗从业人员对医疗行为相关的确切内容进行说明；②逐步让患者理解诊疗内容；③尊重患者的自我意愿和自主选择，最终能够让患者同意并认可医疗方案。通过以上这 3 个步骤达到知情同意。

对于患者亲自确认的以后要进行的医疗行为，医生既要用平易近人的语言讲解并确认患者已经了解，又要有充分的、仔细的说明。医生和患者双方逐渐接近，共同思考，也可以说是患者自己选择了充分理解的医疗方案。

知情同意的前提条件

知情同意的前提条件如**表 3-1**所示。医生以医学知识为基础，向患者进行知情同意交代，但是，在很多场合，患者往往不具备医疗相关的基本知识。

表 3-1 知情同意的前提条件

1	可以在无法自主做决定的情况下由代理人做决定
2	患者有向医生提问的自由
3	即使患者同意医疗内容，医生依然需要承担实施上的责任
4	患者拥有选择权及拒绝同意权
5	患者拥有撤回同意的权利
6	患者拥有拒绝治疗的权利
7	患者有选择医生的权利
8	在患者的医疗选择权上有一定的限制
9	患者拥有知情权利的同时，有放弃知情的权利

但是，让患者及其家属完全理解医疗内容是在知情同意中要求必须做到的，而要把很难理解的医疗术语逐一罗列说明清楚，短时间内很难让患者及家属理解和认同。因此，最关键的是，医生要在充分知晓对方理解能力的基础上，尽可能选择简单易表达的方式进行谈话。

知情同意中有关医生的解释，要一直到确认对方已经完全理解了内容之后才叫完成，所以医生方所求得的"同意"说到底不过还是选择告知家属结果。而另一方面，也有不愿意接受知情同意的患者，因此在门诊初诊和住院时，最好事先确认患者是否希望被告知并详细了解自己的症状和疾病。

知情同意的理论构成和具体方法

作为医学信息的公开，知情同意应包括以下内容：

●将公开的医学信息
（1）患者当前的医学状态（包括病情预测）。
（2）医学手段介入后所伴随的利与弊。
（3）关于选择其他的医学处理方法的医学观点。
（4）基于最佳的临床判断的建议。

● 患者对于信息的理解
医生要使用浅显易懂的语言及图示，重要的是要根据对方的理解程度达到一定量的反复说明，形成患者有不理解的问题随时都可以询问的氛围。

● 患者的自我决定能力
未成年人的自我决定权受到限制。有时，根据患者的状态，如有意识障碍或精神障碍等，患者没有自我决定的能力。如果患者被判定为没有决策能力的时候，则必须征得监护人、代理人的知情同意。

有时候，患者会选择医学上标准治疗方法以外的治疗方法，但如果不是误解之类的，是在提供了足够的信息基础之上所做出选择的，那也得必须得到医方认可。

● 患者的自主意识及自发性
在知情同意方面，患者的同意必须是自发的，必须要保证患者有不同意的自由、要求采用第二方案的自由、撤回同意的自由等。

● 患者同意
经过以上一系列过程患者选择同意了，但患者在知情同意书上签字的行为本身并不能在医生发生失误时免去医生的责任。**图 3-1、图 3-2** 中所示的是作者所在医疗机构中使用的知情同意书。

图 3-1 东京大学医学部附属医院治疗、检查说明书

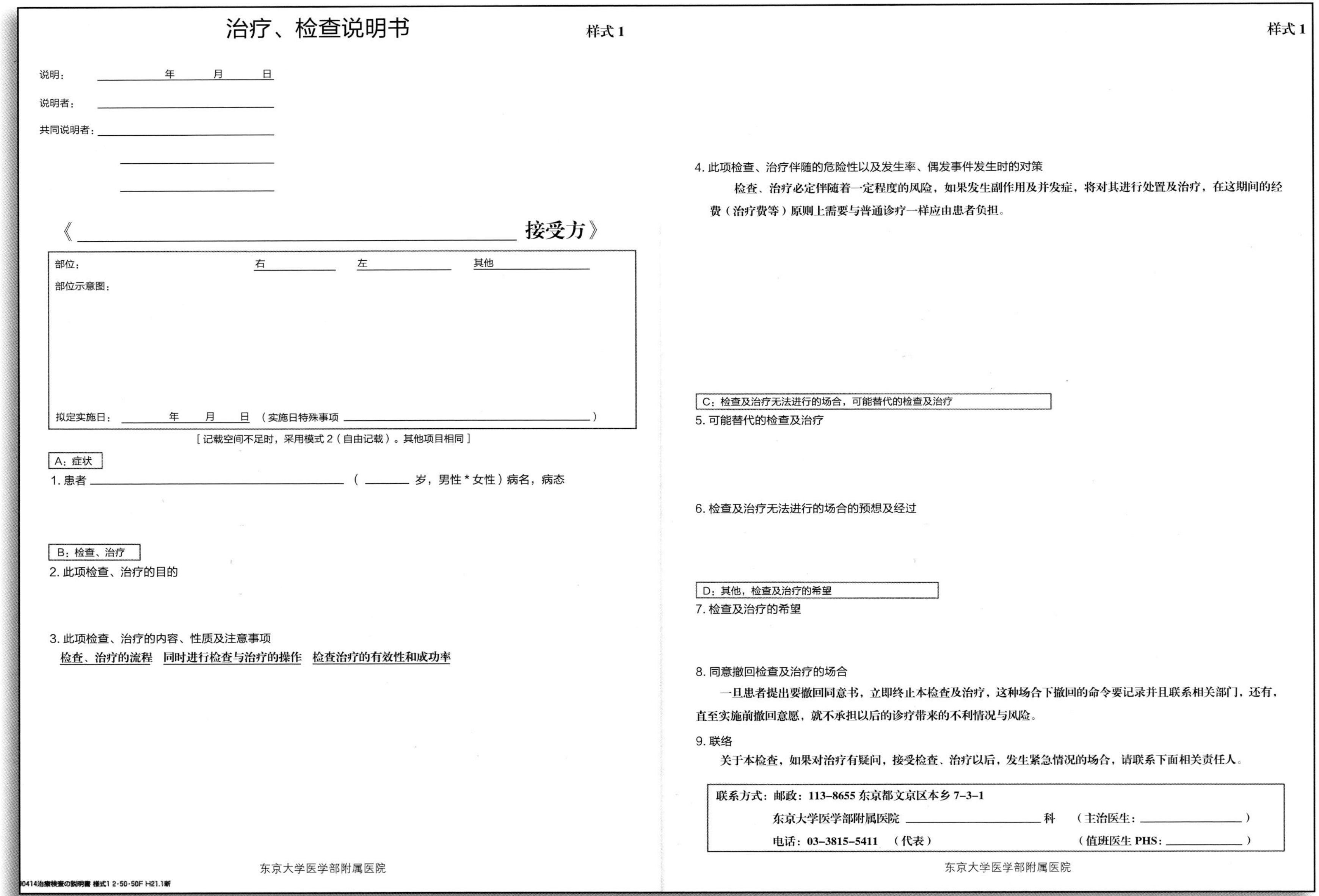

治疗、检查说明书

样式 1

说明：______年____月____日

说明者：__________

共同说明者：__________

____

____

《______________________________ 接受方》

部位：　　　右______　左______　其他______

部位示意图：

拟定实施日：______年____月____日（实施日特殊事项 ______________________）

［记载空间不足时，采用模式 2（自由记载）。其他项目相同］

A：症状

1. 患者 ______________________（______岁，男性 * 女性）病名，病态

B：检查、治疗

2. 此项检查、治疗的目的

3. 此项检查、治疗的内容、性质及注意事项

检查、治疗的流程　同时进行检查与治疗的操作　检查治疗的有效性和成功率

东京大学医学部附属医院

0414治療検査の説明書 様式1 2·50·50F H21.1新

样式 1

4. 此项检查、治疗伴随的危险性以及发生率、偶发事件发生时的对策

检查、治疗必定伴随着一定程度的风险，如果发生副作用及并发症，将对其进行处置及治疗，在这期间的经费（治疗费等）原则上需要与普通诊疗一样应由患者负担。

C：检查及治疗无法进行的场合，可能替代的检查及治疗

5. 可能替代的检查及治疗

6. 检查及治疗无法进行的场合的预想及经过

D：其他，检查及治疗的希望

7. 检查及治疗的希望

8. 同意撤回检查及治疗的场合

一旦患者提出要撤回同意书，立即终止本检查及治疗，这种场合下撤回的命令要记录并且联系相关部门，还有，直至实施前撤回意愿，就不承担以后的诊疗带来的不利情况与风险。

9. 联络

关于本检查，如果对治疗有疑问，接受检查、治疗以后，发生紧急情况的场合，请联系下面相关责任人。

联系方式：邮政：113-8655 东京都文京区本乡 7-3-1

东京大学医学部附属医院 ______________ 科　（主治医生：__________）

电话：03-3815-5411　（代表）　（值班医生 PHS：__________）

东京大学医学部附属医院

图 3-2　东京大学医学部附属医院知情同意文书请协助教育学术研究同意书

样式 1-2

知情同意文书

东京大学医学部附属医院 院长

本人 ________（ 检查号 ________ ），

________（部位：右、左、其他 ________ ），

（ 年　　月　　日）（实施日特殊记录事项 ________ ）

在接受检查时。医生对说明文件（图 3-1）上记录的所有事项进行了说明，充分了解其内容。而且，在决定是否接受这个检查和治疗的时候，有充足的时间，同意在以上的基础上接受此项检查和治疗。并且，在发生了需要进行紧急处理的情况下接受适当的处理，为了确保安全性，承诺接受适当的行动限制（抑制、约束）。

□ A：症状
1. 你的病名、症状

□ B：检查、治疗
2. 检查、治疗的目的
3. 此项检查、治疗的的内容、性质及注意事项
4. 此项检查、治疗伴随的危险性以及发生率，偶发事件发生时的对策

□ C：检查及治疗无法进行的场合，可能替代的检查及治疗
5. 可能替代的检查及治疗
6. 检查及治疗无法进行的场合的预想及经过

□ D：其他，检查及治疗的希望
7. 检查及治疗的希望
8. 检查及治疗的同意撤回
9. 联系方式

【说明】 说明：　　年　　月　　日

说明医生：________（亲笔签名，并按手印）

【同意】 同意：　　年　　月　　日

同意者（本人）：________（亲笔签名，并按手印）

同意者（代理人）：________（与患者本人的关系：________）

* 只有在本人无同意能力的场合，可以仅由代理人签字（亲笔签名及按手印）

患者本人或代理人

□ 说明后，提供说明文件的副本

□ 在获得同意后，提供知情同意文书的副本

输血同意书：　要　　不要　　　血浆成分制剂等同意书：　要　　不要

东京大学医学部附属医院

样式 1-3

请协助教育学术研究

________年　　月　　日施行的，您的（________）检查中，检查与治疗结果等数值、图像、组织标本等，有可能被应用于教育与学术发表上，那个时候，您的个人情况不会被明示（另外，如果个人信息可能有被查明的情况下，会另外加以说明）。

此举是为了医学与医疗事业的发展，所以请在理解的基础上给予协助，如果您能协助的话，请在下面的同意文书上签名。另外，即使您不协助的话，在今后的诊疗中您的利益也不会受到损失。

同　意　文　书

东京大学医学部附属医院 院长

本人（________），得到了有关上述教育学术研究合作的说明，充分理解以上内容，在此基础上协助上述所示的教育以及学术研究。另外，我收到了本说明同意文书的副本。

【说明】
说明：　　年　　月　　日

说明医生：________（亲笔签名，并按手印）

【同意】
同意：　　年　　月　　日

同意者（本人）：________（亲笔签名，并按手印）

同意者（代理人）：________（与患者本人的关系：________）

* 只有在本人无同意能力的场合，可以仅由代理人签字（亲笔签名及按手印）

东京大学医学部附属医院

今后与知情同意有关的课题和对策

关于入院诊疗计划书的制订以及以此为基础的说明，在医疗保险机构有规定要在入院后 7 日内完成。作者等在进行腹腔镜手术的知情同意交代时，是在手术前一日与患者及家属进行知情同意谈话，并在手术结束后就手术内容直接向患者家属再次进行交代说明。对于患者本人来说，从手术日的第二天截止到出院复诊的日子，都是有诊疗标准的。

虽然日常诊疗工作很繁忙，但知情同意的交代是必须做的，一定要抽出足够的时间。在笔者所在的医院进行知情同意交代的医生必须是术者（主刀医生），为了询问出患者隐蔽的病情，掌握简单易懂的解释说明能力，手术团队必须共同出席知情同意交代的现场，也是为了去学习术者所掌握的沟通技巧。根据实际情况的不同，有时可在术者的监督下进行知情同意交代，有不充分的地方由术者进行补充，最后再接受术者的批评指导，这种临床实践教育是非常必要的。

此外，也要征求像责任护士等，在患者身边倾听患者想法的团队人员的意见，请他们共同参加实际治疗的说明等，作为医疗团队的整体成长在将来会变得越来越重要。

门诊系统

在进行腹腔镜手术前，对门诊患者进行术前评估是很重要的步骤，为了能够给患者提供最恰当的手术方式，就必须对患者所有的信息进行全面了解，在作者所在的医院中开设了内镜手术专科门诊（内镜手术门诊），医生努力把握患者的病情和手术前所发现的问题点，进行风险管理。从检查数据、问诊结果及各种生化辅助检查来确切把握患者的术前状态，包含既往史、既往手术史及各种生化检查等，这些综合性评价都十分必要（**表 3-2**）。

在等待预定手术期间，笔者也提示以下几点注意事项，以期达到万无一失的手术状态。

表 3-2 术前门诊应该掌握的信息

年龄、出生年月日
既往史（妊娠、分娩等妇产科相关内容，包含既往手术史）
有无并发症及其控制情况
手术对象疾病的准确诊断
有无检查结果异常

注意事项 & 技巧

等待手术时的注意事项

● 安排计划时不要把姓名容易混淆的患者编排在同一个手术日，因为有可能会把患者弄错。

● 有没有仔细听出患者没有申报的既往史。关于既往手术方面，要尽可能向之前的治疗医生询问，尽可能阅读手术记录，务求了解记录的术中腹腔内所见，以便探讨预定手术的稳妥性。当因影像学检查所见高度怀疑腹腔内粘连的患者，应咨询结直肠肛门外科医生，完善 CT、逆行灌肠造影等检查。

● 对于合并疾病的控制情况，应及时向相关医生确认药物服用情况，如果症状控制情况不良，合并疾病较重的情况下，要进行院内会诊，确认最适宜的药物治疗方法，术前用药何时停止，要听从医院所在的药剂部门的用药指示。

● 由腹腔镜手术团队全体来共同讨论，手术对象疾病的诊断方法有无问题和预定的手术术式是否妥当。

术前常规检查如**表 3-3**所示，适合进行腹腔镜手术的主要疾病有：子宫肌瘤、子宫腺肌症等子宫系统疾病，卵巢囊肿、系膜囊肿、输卵管病变等附件疾病。作为手术对象的患者的年龄层多处于生育年龄，因此在术前门诊中这类患者很少有难以处理的合并疾病。但是，为了对患者进行规范的围术期管理，术前检查是十分必要的。另外，由于近年来子宫内膜癌、盆腔脏器脱垂的手术也开始使用腹腔镜来进行，因此手术对象为比较高龄的女性的概率也有增加。所以在门诊对患者术前状态的把握就变得相当重要了。

对于抗凝疗法的使用，《美国胸科医师学会（American College of Chest Physician）指南（2012）》中只推荐妇科腹镜手术患者早期离床活动并积极进行运动，对于妇科大手术及具有额外高危因素的腹腔镜手术的 VTE 预防，推荐使用抗凝药物，建议持续使用到出院为止。在最近的研究评论中，研究者认为没有针对腹腔镜手术 VTE 预防的适宜指南。在笔者所在的医院里施行腹腔镜手术时，如果出现 BMI 值高、抗磷脂抗体阳性等高危病例，将会进行抗凝治疗。

表 3-3 笔者所在医疗单位预约腹腔镜手术患者需进行的术前检查

血型[1]

感染指标［梅毒定性检查（carbon 法）、HBs 抗原、HCV 抗体、HIV 抗体］

血液生化检查［TP、Alb、LDH、AST（GOT）、ALT（GPT）、γ-GTP、ALP、T-Bil、T-Cho、Ca、BUN、Cre、Na、K、Cl、UA］[2]，凝血（PT、APTT、Fib）[3]

心电图检查[4]

胸部 X 线检查

肺功能检查（呼吸扫描仪）[5]

[1] 无论有无输血的必要性都要进行检查。

[2] 为了了解全身状态，要检查肝肾功能是否有异常，如果存在异常，有调整麻醉用药剂量的可能性。

[3] 对于既往病要使用抗凝药物的病例，要请血管外科会诊，术前进行肝素化治疗。

[4] 心电图异常时，根据检查所见等要进行必要的诊察，接受循环内科的术前会诊。

[5] %VC 等一秒率低下的场合，接受呼吸内科的术前会诊。

术后的门诊管理

基本设定为在术后1周复诊,要观察创面愈合情况,最后确认手术效果的复诊需设定在术后4周。近年来,子宫假性动脉瘤(Uterine artery pseudoaneurysm)的影像诊断及介入治疗方法成为热门话题,由于子宫假性动脉瘤有可能在子宫手术后发生,因此要格外注意。该疾病的超声诊断有特殊所见,呈现出特征性囊内红蓝相间的湍流状血流所见(**图3-3**)。使用彩色多普勒诊断十分重要。

子宫假性动脉瘤术后约4周被诊断出来的概率很高,腹腔镜下子宫肌瘤核除术后有发生假性动脉瘤的报道,也有术后检查的病例看到腹腔镜辅助下子宫肌瘤核除术后发生假性动脉瘤的情况。因此,术后在门诊的及时观察与诊疗中,对于规避危险的大出血十分重要。

病房系统

笔者所在医院的术前术后管理(临床路径的使用)

日本医疗术后管理学会(http://jhm.umin.jp/index.html)、厚生劳动省(日本卫生部)的临床路径与日本临床路径学会(http://www.jscp.gr.jp/)的临床路径,使用了同样的名称,内容也相同。临床路径是指在疾病治疗上把必要的检查及护理等工作(工程)作为纵轴,时间轴(按日计算)为横轴制作的诊疗计划表。利用此计划表,使医疗的介入内容变得无限趋向于最合理,并进一步地评价和改善医疗服务质量,使之越来越提高。日本于20世纪90年代中期导入临床路径,现在已在全国普及,下面简单介绍作者所在医院的腹腔镜手术应用的临床路径(**图3-4**)

临床路径有从事医疗者用的和患者用的两种类型,如果依据临床路径推进

图3-3 假性动脉瘤的阴式超声检查

a: 无回声区

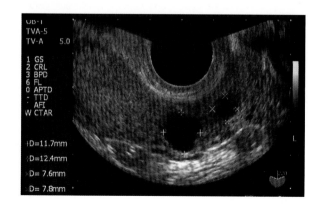

b: 彩色多普勒
呈红蓝相间的湍流状血流所见

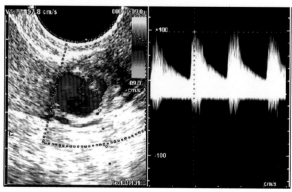

(根据文献5改编)

52

诊疗工作，就不会发生因主治医生的经验与判断不同，而产生不同的诊疗方案，医疗水平将变得标准化。这样做的结果将推进诊疗团队的医疗水平，医疗质量也有望得到提高，通过引入与各种医疗相关的证据以及医生、团队的经验为每个医院制作临床路径，其也可能会作为新入职医护人员或面向患者的启蒙及教育的目的而使用。明确了疾病的治疗内容和时间序列，也使患者在入院的生活中消除了不安的情绪。

即使使用临床路径也可能无法达到诊疗目的时，将其以"偏离或变异"的形式进行报道，并进行原因和解决对策的分析，挖掘出问题点，根据其结果通过临床路径表格的再评价做出改善，形成不断地改进医疗质量和水平的体制，提高管理诊疗水平。

加速康复外科（ERAS）实施计划书

什么是加速康复外科（ERAS）

加速康复外科（以下简称 ERAS）治疗计划是根据证据综合导入促进术后康复的护理，以此来达到提高安全性、预防术后并发症、加快术后康复、缩短住院时间以及节约费用的目标。

ERAS 最初是由欧洲营养学会的 ERAS 小组，在 2005 年将以直肠切除手术患者为对象而实施的 ERAS 作为共识发表开始的。大前提是患者接受腹腔镜手术后的功能恢复很快，之后在开腹手术中也导入了和腹腔镜手术相似的康复训练，在提出了直肠手术的术后快速康复数据之后，其他领域的手术也全部都作为 ERAS 的对象而开始实施康复计划。

图 3-4 东京大学医学部附属医院妇科腹腔镜手术的临床路径

＿＿层 病室　　　　妇科　腹腔镜下手术　临床路径电子版　　　　医生用

ID＿＿＿＿ 患者姓名＿＿＿＿＿＿　年龄＿＿岁　男　女　身高＿＿cm　体重＿＿kg

病名：　　　　　　　　主治医生：　　　　　　责任护师：

20 年 日期	/		/	
经 过	手术前日		手术当日（手术前）	
达成目标	焦虑少、可接受手术		焦虑少、可接受手术	
确认医生署名				
检查	□入院诊疗 □血型（腕带匹配） □感染症 □斑贴试验		□ 皮肤斑点实验判定 碘伏（ ） 消毒剂（ ） 其他（ ）	
观察				
点滴	□保持静脉通路通畅（ 手 G） □14 点 Veen-D 注射剂 500mLx 2 支 180mL/h		□保持静脉通路通畅（ 手 G） ※ 头台手术不需要预先留置静脉通路 □麻醉前用药（有 无） 【 】	
治疗、处置	□E 耐福力 □14 点 内服 □20 点 灌肠 反应便（有 无） □备皮 □LM/LAM/LC⇒上半部分 □LAVH/LH⇒全部 □脐部处理 □剪指甲（指甲检查）	□灌肠 □15 点 灌肠 反应便（有 无） □20 点 灌肠 反应便（有 无）		
服药			□术前内服（有 无） 【 】	
教育、指导（营养、服药）、说明	□主治医生说明 □手术同意书 □说明书 □输血同意书 □麻醉医生说明 □麻醉同意书 □入院情况介绍 反应【 】 □手术情况介绍 反应【 】			
营养（饮食、摄取量）	□午饭：禁食 □21点：禁食水	□午饭：普食 □晚饭：流食 □21 点：禁食水	□禁食水	
活动、安静度	□没有限制		□没有限制	
清洁	□备皮、脐部处理后、14 点前淋浴			
其他	□术前指示书的确认 □指导医生签名确认 □术式确认 □手术标记 □穿手术衣 □手术室携带物品准备 □手术申请单		□手术室自备物品确认 □出手术室时间（ ： ）	
护理记录	日间活动（有、无）	上半夜（有、无）	下半夜（有、无）	日间活动（有、无）
经过记录的有无	日间活动（有、无）	上半夜（有、无）	下半夜（有、无）	日间活动（有、无）
责任护师署名				

密码（0001-01-000）东大医院 妇科 2010 年 04 月 01 日做成（v.5）

ERAS 的要素

　　有论文提出了有关结肠切除手术后 ERAS 的要素有 17 个事项，见**图 3-5**。ERAS 不只是医生独自进行的工作，而是作为医疗团队一同进行的工作。各个事项都有通用性，基本在所有的外科领域围术期管理上都可以应用。

ERAS 的具体方法

●术前

　　近年来，由于 ERAS 理念的普及和麻醉前禁食水时间大幅度的缩短，在麻醉诱导前 6h 开始禁食固体食物即可，而禁食不含水分的脂肪、牛奶等食物只要在麻醉前 2h 即可。为了规避术前的饥饿状态，推荐在术前晚摄取含有 12.5% 碳水化合物的饮料 800mL，麻醉诱导 2h 前还可摄入 400mL。有报道说这样做可以减轻口渴和空腹感，缓解患者的不安感，减轻术后的胰岛素抵抗，从而可减轻高血糖的发生风险，还能改善蛋白质代谢。

●术后

　　即使术后胃的排空能力低下，但如果使用大部分可以在小肠消化吸收的营养剂，那么无论大肠的恢复状态如何，都可以开始经口摄入了。早期的经口营养摄入本身就可以对麻痹性肠梗阻起到有效的治疗作用，可促进向正常饮食摄入的过渡。另一方面，如果摄取含有渣滓的食物，还是要等待大肠蠕动功能完全恢复之后再进行。所以在不合并有营养障碍的限期手术时，术前和术后都可以以口服摄入补充营养为主，以静脉营养补充作为辅助或者不需要，现在正逐渐变为从前所无法想象的术前和术后管理。

图 3-5 ERAS 的 17 个要素

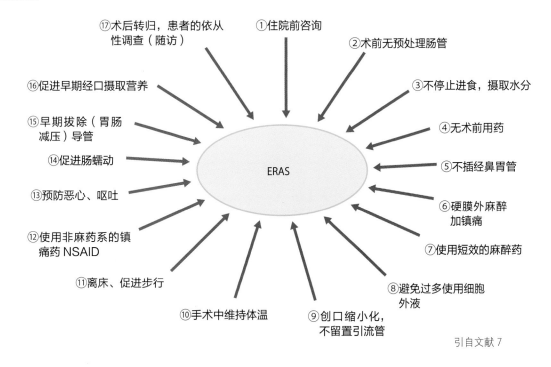

⑰术后转归，患者的依从性调查（随访）
①住院前咨询
②术前无预处理肠管
③不停止进食，摄取水分
④无术前用药
⑤不插经鼻胃管
⑥硬膜外麻醉加镇痛
⑦使用短效的麻醉药
⑧避免过多使用细胞外液
⑨创口缩小化，不留置引流管
⑩手术中维持体温
⑪离床、促进步行
⑫使用非麻药系的镇痛药 NSAID
⑬预防恶心、呕吐
⑭促进肠蠕动
⑮早期拔除（胃肠减压）导管
⑯促进早期经口摄取营养

ERAS

引自文献 7

手术室系统

有关与腹腔镜手术相关的手术室系统的环境配备，例如空调系统、光照环境系统、图像系统、诊断装置等，近年随着技术革新而不断地有了飞速的进步。在诊断、治疗方面的完善，和以高级医疗设施为中心的新一代复合杂交手术室导管造影系统的导入也在逐渐推进。

● 空调系统 T- 无雾气流

只给手术台上方天花板吹出清洁空调空气的这一部分加热后，使手术视野有温暖的风吹入，不仅可以防止由于腹腔镜低温而造成的镜头雾化，还可以防止患者的低体温化，减轻患者的身体负担。另一方面，手术视野部分也可吹出与周围不同温度的低温空气，可以使术者的区域保持舒适的气温（约 24℃），大大地减轻手术医生、护士的身体负担及精神上的疲劳（图 3-6）。

● 光照环境系统

由于是内镜下的手术，当房间的全体照明暗下来时，作为辅助照明，可使用无级调光的低能耗 LED 蓝光照明系统。作为照亮墙壁的间接照明不直接看到光源，这样可以抑制手术画面上直接映射到的室内光线。而且蓝色的光会减轻一直看红色系偏重的画面的内镜术者的负担。这样的光照环境系统可以给内镜手术时的医生和其他手术室内工作人员带来舒适的光线环境（图 3-7）。

● 面向手术室的非接触型图像操作系统 Opect

利用微软公司生产的游戏机（Kinect），研究开发出了一种非接触式的图像操作系统，可以简化手术中图像确认的麻烦，提高手术效率。根据术者的手的动作，可以实现画面上参考图像的显示和转换，这样术者不离开患者身边就能确认想要参考的图像，并继续进行手术。

图 3-6 空调系统 T- 无雾气流

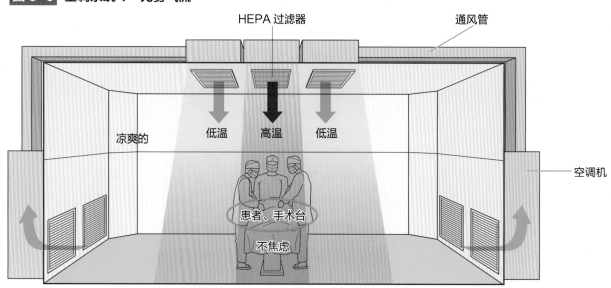

（引自文献 8，由大成建设提供）

以前在手术中如果需要确认画像的时候，需要在术者指示下由助手操作图像显示末端按钮，或者术者离开手术视野再进行留存操作等方法，这样会增加手术时间，增加医生的疲劳。在 Opect 系统之下，只要术者用手像在触摸屏上滑动那样进行举手的动作，清楚的图像显示和阅览就可以实现（**图 3-8**）。

●新一代复合杂交手术室导管造影系统

采用背景压缩技术，以及模式记忆过滤器的组合，安装了使之前的透视扫描装置（C-Arm）无法显示的精密的高清晰图像的扫描系统。

图 3-7　手术室光照环境系统

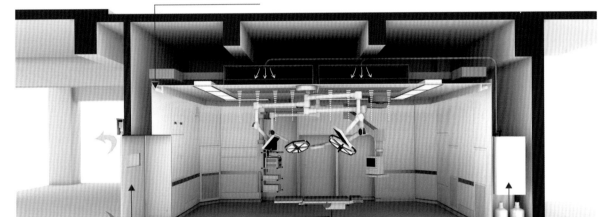

（引自文献 9，由大林组、大幸药业提供）

图 3-8　术者正在使用的针对手术室的非接触型图像操作系统 Opect

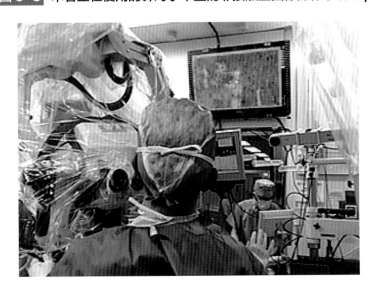

（引自文献 10，Nitii 大学提供）

可以360°自由角度扫描成像，与之前的成像设备相比不只拥有更广角的视野，实现更高质量的画质，同时还降低了X线的辐射量（**图3-9**）。这个系统的导入，使原来手术室用的透视扫描装置在确认高精度位置有困难的导管辅助治疗时可以史加安全地实施，对于超高龄、高风险患者进行最尖端治疗的专科教学也可以实现。近几年引入复合式杂交手术室的机构，均是以大学附属医院和区域性医疗骨干医院为中心在不断地增加。

目前，适合使用此设备的病症为主动脉瘤、主动脉瓣狭窄、缺血性心脏病、部分先天性心脏病、末梢动脉闭塞、脑动脉瘤、胆道系统疾病等，笔者所属的医疗机构也开始筹备对这些病症进行多学科联合治疗计划，预定近日此系统将会完成。

在金属支架治疗方面，可以进行复杂的动脉硬化症病例或者在高危病例的高难度金属人工支架治疗的同时进行临床教学培训。可以进行经导管主动脉瓣置换术和混合冠状动脉搭桥术等最先进的循环系统器官治疗。在脑神经外科，对脑动脉瘤进行准确的定位与治疗；对儿科小儿循环器官领域来说，可以进行先天性心脏病的导管介入治疗；还有在肝胆胰外科，对手术中胆道支架造影和留置位置等诸多方面都会做出巨大的贡献。

虽然目前还没有关于在腹腔镜手术中使用新一代复合杂交手术室导管造影

图3-9 东京大学医学部附属医院的复合杂交手术室导管造影系统（完成预想图）

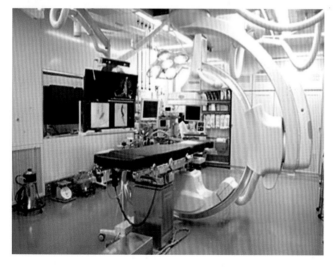
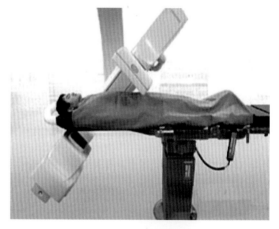
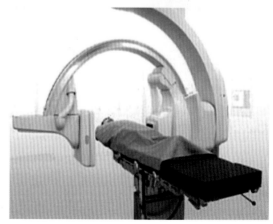

系统的相关报道，但是对于考虑安装放射介入（Interventional radiology）的医疗机构来说，它是一种非常有用、尖端的诊疗设备，相信在不久的将来也会在腹腔镜手术等相关领域开展使用。

■文献

[1]　日本内科学会専門認定内科専門医会：医療ビッグバンの基礎知識—医療の大変革を理解するために—. 日本内科学会，1999.

[2]　星野一正：インフォームドコンセント . 丸善ライブラリー，1997.

[3]　Gould MK, et al：Prevention of VTE in nonorthopedic surgical patients: Antithrombotic Therapy and Prevention of Thrombosis, 9th ed. American College of Chest Physicians Evidence-Based Clinical Practice Guidelines. Chest 2012；141：e227S-e277S.

[4]　Ramirez PT, Nick AM, Frumovitz Met al：Venous thromboembolic events in minimally invasive gynecologic surgery. Journal of minimally invasive gynecology 2013；20：766-769.

[5]　Isono W, et al：Uterine artery pseudoaneurysm after cesarean section: case report and literature review. Journal of minimally invasive gynecology 2010；17：687-691.

[6]　Oishi H, et al：Spontaneous cessation and recurrence of massive uterine bleeding can occur in uterine artery pseudoaneurysm after laparoscopically assisted myomectomy. The journal of obstetrics and gynaecology research 2013；39：598-602.

[7]　Fearon KC, et al：Enhanced recovery after surgery: a consensus review of clinical care for patients undergoing colonic resection. Clin Nutr 2005；24：466-477.

[8]　大成建設ホームページ . http://www.taisei.co.jp/about_us/release/2012/1329702062471.html.

[9]　大林組ホームページ . http://www.obayashi.co.jp/press/news20130603_01.

[10]　ニチイ学館ホームページ . http://www.nichiigakkan.co.jp/service/medical/category/hospital/opect.html.

第 4 章
腹腔镜手术的基础

第1节 穿刺方法

東京医科大学产科婦人科

井坂惠一　　伊東宏絵

手术特征和策略

● 在进行腹腔镜手术时，确保手术视野是必要条件，这当中最重要的技术就是手术最初的穿刺与通道的建立。因此为了寻求如何安全、容易地穿刺并建立手术通道，研究者们设计了很多方法。

以前，主流的方法是将气腹针盲目地刺穿腹壁进入腹腔，充满气体后再进行套管针（Troca）穿刺的闭合法，后来从安全性的角度出发，引入了首先在腹壁上做小切口到达腹腔，直接从切口置入套管针（Troca）固定后充入气腹的开放法成了主流的方式。另外，在提高套管针（Troca）和气腹针安全性的同时，最近开始有不用充入气腹而直接穿刺套管针的方法。还有在套管针（Troca）套管内芯放入镜体，一边监控一边穿刺的可视性方法，有选择在脏器粘连比较少的上腹部第9肋间和脂肪组织比较少、容易穿刺的脐窝部进行穿刺的闭合法。

● 确保腹腔镜手术术野清晰的方法有两种：一种是一直使用的向腹腔内注入二氧化碳气体，确保术野空间充足的气腹法；还有一种是牵引提拉腹壁形成腹腔手术空间的悬吊法（免气腹法）。气腹法是通过气体提高腹腔内压力，因肠管占位所引起的术野影响较少，但是气体漏气会导致手术视野变得不理想。悬吊法与气腹法相比术野有时会变得狭小，但优点是在进行吸引和子宫全切除术切开阴道壁时，手术视野也会很安稳（无气腹影响）。

● 手术的流程
（1）到达腹腔内（第一穿刺）。
（2）插入内镜使用的套管针，固定。
（3）腹腔内观察。
（4）设计插入处置用套管针（Troca）。
（5）手术开始。

适应证和禁忌证

如果患者有既往开腹手术史，就要注意尽量避免盲目地进行穿刺操作。因此最基本的方法就是选择开放法进入腹腔。只要进入腹腔内置入套管针顺利，后续在内镜的监视下就可以安全地使用其他套管针进行穿刺了。

术前准备

如果是从脐部穿刺，为了预防感染，要仔细消毒脐窝，所谓"肚脐污垢"。使用浸入橄榄油的棉签等去擦拭局部可以将污垢去除干净。

实际操作

使用气腹法时的开放法（图4-1-1）

在脐窝部筋膜和腹膜愈合后相对比较薄，因此很容易到达腹腔。通常会在脐部做一个小切口，依次用钳子钳夹筋膜、腹膜按次序切开到达腹腔内。

图 4-1-1 建立气腹时使用的开放法

a：展平脐窝

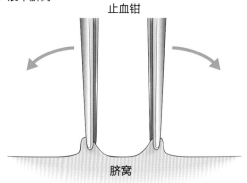

止血钳

脐窝

b：外翻脐窝

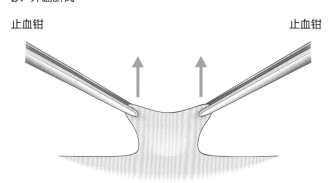

止血钳   止血钳

c：切开筋膜

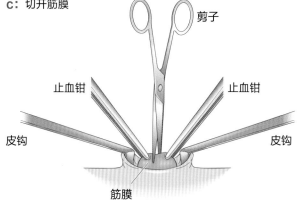

剪子

止血钳   止血钳

皮钩   皮钩

筋膜

d：切开腹膜

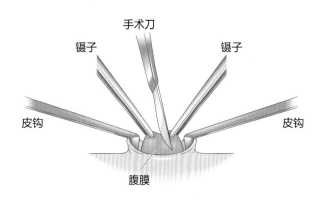

镊子   手术刀   镊子

皮钩   皮钩

腹膜

e：缝合腹膜和筋膜

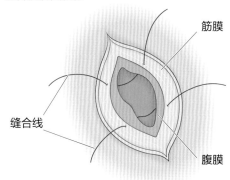

筋膜

缝合线

腹膜

f：固定套管针（Troca）：用缝线固定

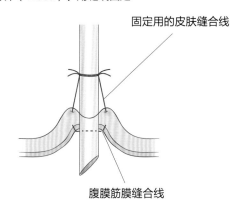

固定用的皮肤缝合线

腹膜筋膜缝合线

g：固定套管针（Troca）：固定用的皮肤缝合线

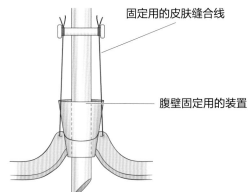

固定用的皮肤缝合线

腹壁固定用的装置

h：固定套管针（Troca）：固定带球囊的套管针

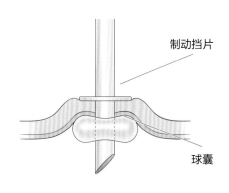

制动挡片

球囊

关于脐部的切开方法，①纵切开；②沿脐轮横切开等（**图4-1-2**）。切开后，插入并固定用于内镜镜体的套管针（Troca）。固定方法是将筋膜和皮肤等缝合2针，用缝合线固定打结在套管针（Troca）的底部。如果是带有固定装置或配置气囊的套管针（Troca），则固定很容易。然后连接充气导管并开始建立气腹。如果腹壁切口过大或缝合不充分会导致气体泄漏，就会导致术野空间不足，这可能会影响之后的手术操作。固定好内镜镜体用的套管针（Troca）后，观察腹腔，并在内镜的监控下进行其他操作用套管针（Troca）的置入和固定。

使用悬吊法时的开放方法（图4-1-3）

悬吊方法包括"皮下钢丝悬吊方法"，即使用细的钢线（1.2mm）在皮下穿刺并将腹壁悬吊起来。"全层悬吊方法"，即将悬吊勾插入腹腔内并提起腹壁。在这里，我们介绍皮下钢丝悬吊方法。

该方法的步骤与气腹法顺序完全不同。首先，在脐下正中皮下区域刺入1.2mm的克氏针（钢丝），并且在钢丝上固定提升手柄以用于向上抬起腹壁。之后在左、右两侧下腹壁上各自切开1.5cm的小切口，用止血钳夹住切口垂直下方的筋膜，之后用剪刀切开。

沿着腹外斜肌腱膜层，用电刀切开或用长止血钳钝性剥离。用皮钩将正下方的腹内斜肌筋膜剥离分开，穿过腹侧的筋膜（腹横筋膜）到达腹膜。

使用两个皮钩沿切口插入，打开筋膜，确认腹膜后，用长止血钳抓住。用止血钳提起腹膜的两边，在透过腹膜确认没有肠管后，用手术刀做一个小切口进入腹腔。

然后，用4把止血钳夹住开放的腹膜，插入切口保护器。

图 4-1-2 脐部切口的选择

①脐下缘外侧；
②脐部纵切开；
③脐下缘内侧（沿脐缘）；
④脐窝（沿脐皱襞切开）

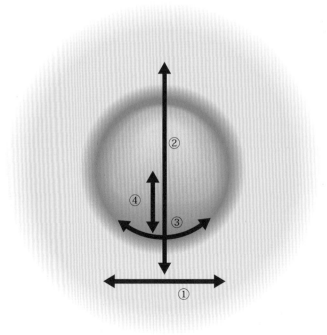

图 4-1-3 悬吊法中使用的开放法

a：在脐窝皱襞上做一个小切口

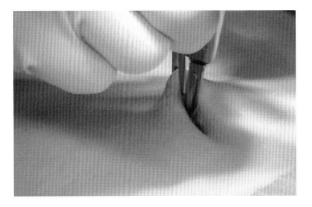

b：抬起腹壁并将其固定，使患者置于仰卧头低位体位

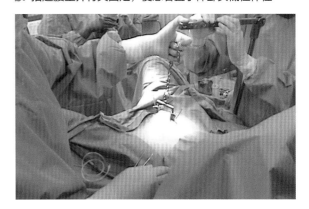

c：用止血钳钳夹两侧筋膜

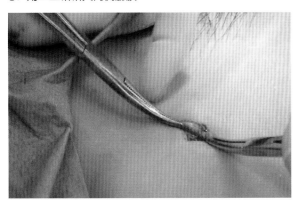

d：用止血钳提起两侧腹膜

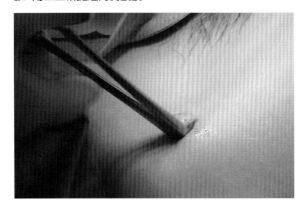

e：用手术刀切开腹膜

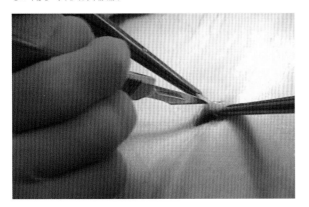

f：用 4 把止血钳提起腹膜

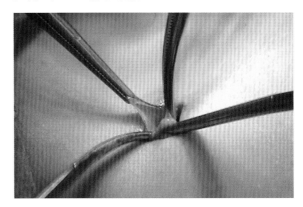

g：插入切口保护器

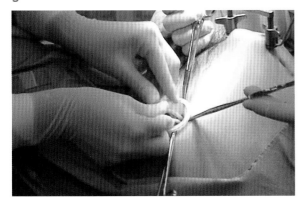

h：使用 5mm 套管针（Troca）插入脐部，准备完毕

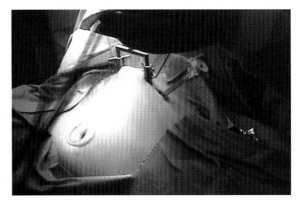

将 5mm 的内镜插入并在内镜监控下，从脐窝处穿刺插入 5mm 的内镜用套管针（Troca）。

在悬吊法中的开放式方法，是在建立第一个用于处置的腹壁通道时使用的，与气腹法不同。但是一旦你习惯了，比用脐部开放法还要更迅速、更容易进行操作。

在悬吊法中，由于腹壁需要向上提起，所以筋膜和腹膜的张力相当紧张。因此，除了切开皮肤和筋膜（腹外斜肌腱膜）之外，还需要使用长臂的止血钳进行钝性分离操作，使之可以容易地到达腹膜。

习惯之后就可以不使用皮钩、在非直视下抓住腹膜。如果可以准确地提起腹膜，就能够做一个长约 1cm 的皮肤小切口到达腹腔，并且从美容角度说创口愈合会很好。

注意事项 & 技巧

● 盲视下提起腹膜的关键是要记住那种穿破腹横筋膜时的感觉。由于腹壁提拉紧张很容易穿破脆弱的腹横筋膜，如果能穿破它，就抓住上方的组织并牵引到皮肤切口的位置。腹膜与筋膜不同，腹膜具有充分的伸展性，因此可以很容易地将二者区分开，但是为了保护肠管，钳子只做含着组织（腹膜）的牵引的动作，待肉眼确认后再咬合。确认是腹膜后，用手术刀做一个小切口。如果打开腹膜，腹腔内的负压被解除并随着空气的进入，看提拉后腹壁是紧张还是膨胀，就可以很容易地进行确认了。

在通常使用的开放法中，在脐窝部分放置内镜用 5mm 的套管针（Troca）建立腹壁通道时，必须要切开皮肤沿小切口下行，这是比较困难的，但与在闭合法中需要进行盲穿比较，在这一点上悬吊法使用的建立侧方穿刺通道是有优点的。

闭合法（图 4-1-4）

这是一种一直被广泛使用的方法，最初使用气腹针建立起气腹之后插入套管针（Troca），所有这些都是盲穿操作。为了避开大血管和肠管，气腹针的穿刺部位大多选择在麦氏点或脂肪组织较少的脐部。

对于既往有开腹手术病史的病例，需要十分注意肠管可能与腹壁粘连。在这种情况下，可以选择在粘连相对较少的第 9 肋间穿刺的备用方法（**图 4-1-5**）。

一般情况下，使用的是带有安全回弹装置的气腹针，当刺入阻力消失并确认为负压时，可开始充气形成气腹。气腹压力最初设定为 1.33kPa（10mmHg）以下，并通过气腹压和流量来确认送入气体是否顺利。如果送气顺利，腹部将均匀地膨胀起来。

如果遇到压力上升流量停止的情况时，考虑气腹针尖端可能与组织紧密接触，可尝试轻轻移动气腹针。在送气停止、腹部充分膨胀的状态下，可拔出气腹针套管针（Troca）。对于初学者来说，大多出于恐惧心理，无论怎么都会发生斜向穿刺，但实际上，在腹壁进行几乎是垂直的穿刺会更安全、更容易。

图 4-1-4 **闭合法**

a： 形成气腹的气腹针穿刺

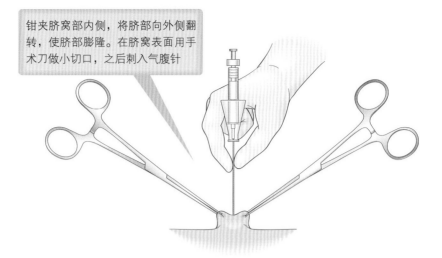

> 钳夹脐窝部内侧，将脐部向外侧翻转，使脐部膨隆。在脐窝表面用手术刀做小切口，之后刺入气腹针

b： 建立气腹后的套管针（Troca）穿刺

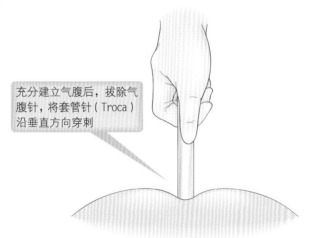

> 充分建立气腹后，拔除气腹针，将套管针（Troca）沿垂直方向穿刺

图 4-1-5 **利用第 9 肋间隙的穿刺部位及方法**

a： 左第 9 肋间腋前线部位

b： 手术时标记的第 9 肋间穿刺部位

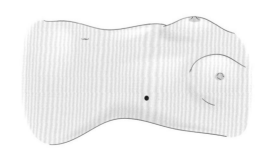

c： 沿左侧第 9 肋间的腹膜垂直刺入气腹针

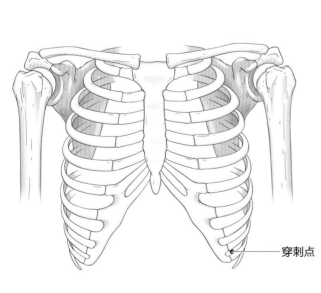

穿刺点

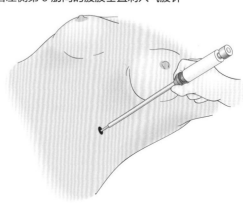

可视性套管穿刺法（图4-1-6）

这是一种边确认穿刺的状况边逐渐将套管针送入腹腔的方法，并且几乎没有盲目操作。使用能够在内套筒中插入内镜的一类套管针（Troca），通过内镜监控刺入的过程，直至到达腹腔内。

如果不习惯直接穿刺的话就很难穿破腹膜，笔者选择通过脐窝部穿入气腹针，建立气腹后通过可视性套管穿刺法，使用可插入内镜的套管针（Troca）进

图 4-1-6 可视性套管穿刺法

a: 在内镜监控下进行套管针（Troca）穿刺

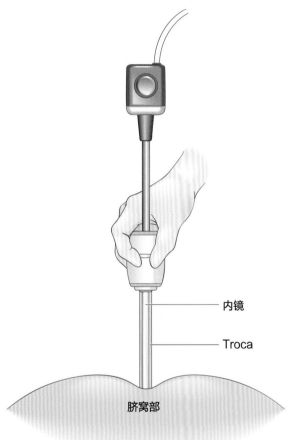

内镜

Troca

脐窝部

b: 在套管针（Troca）的套管中看到内镜插入时的情景

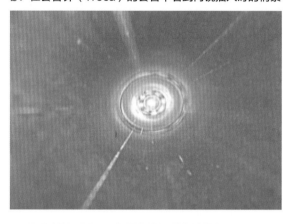

c: 在套管针（Troca）前端确认的脂肪组织

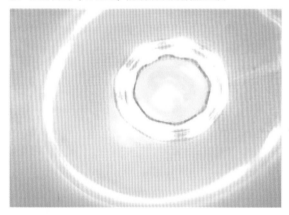

d: 随着黄色脂肪组织的消失，能够判断套管针（Troca）前端到达腹腔

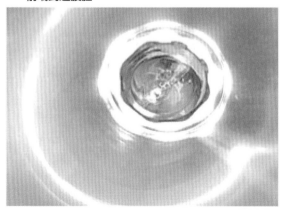

行穿刺。

　　关于内镜用套管针（Troca）套管的固定问题，虽然取决于最初腹壁切口的大小，但与开放法不同，通常不需要固定套管而且极少发生漏气。

　　可视性套管穿刺法虽然是为了降低盲目穿刺的风险而设计的，但是与开放法相比，仍然很难完全消除对第一次穿刺的恐惧，所以熟练掌握技巧是非常重要的。

直接穿刺法

　　这是一种在没有建立气腹的情况下，直接将套管针（Troca）刺入腹腔内的方法，这种方法需要在掌握了很熟练的技术的前提下进行。

　　术者和助手分别抓住左右侧的腹壁并牵引向上刺入套管针（Troca），但是对于过度肥胖或者过度消瘦的病例，都很难将腹壁充分地上提起来。在这种情况下，可以用止血钳在皮肤切口内扩张，或者果断地逐层扩大切口，并且钳夹提起两侧筋膜，就可以安全地进行穿刺了。

　　在套管针（Troca）穿刺完成后，要立即插入内镜，确认套筒到达腹腔后再开始进行气腹操作。之后置入另外的处置用套管针（Troca）的方法则是与其他的方法相同。

■文献

[1]　武内裕之，地主真理，佐藤雄一ほか：手術既往例に対する腹腔鏡下手術の安全なアプローチ法．針状腹腔鏡を用いた第 9 肋間穿刺法．日本産科婦人科学会雑誌 2000；52：37-41．

第2节　套管针（Troca）的配置方法（平行法和菱形法）

顺天堂大学医学部产妇人科学講座

北出真理　　竹田　省

术式特征和策略

- 在进行腹腔镜手术时，妇科领域有两种具有代表性的套管针（Troca）端口配置方法：平行法和菱形法。
- 平行法和菱形法的区别在于操作平面的角度不同（Surgical plane），可使用适合于各种方法的相应角度的镜头。
- 掌握平行法和菱形法的特征，选择适合于本单位所开展的频度较高的术式。
- "充其量只是个端口配置，无论如何重要也只是个端口而已"，但是如果能活用端口配置的特性，并根据术式相应地区分使用好端口配置，那么就可以迅速掌握技能。

● 手术的技术流程

（1）第一个穿刺路径（闭合法、开放法）

　　切开脐部，上举、提起→刺入气腹针，建立气腹→穿刺第一枚套管针（Troca），放入镜头。

（2）第二个穿刺路径

　　在内镜监控下穿刺第二个及之后的套管针（Troca）（①平行排列；②菱形排列）。

手术技术的实践

第一个穿刺路径（图4-2-1）

作为腹腔镜手术第一步的第一穿刺点（First approach），在妇产科领域几乎全部是从脐部进入腹腔的。从脐部穿刺的方法分为开放法和闭合法两种，关于两者的区别，在前文已经有说明，在这里是来解释基于闭合法的穿刺方法。

无论患者的体型如何，脐部是腹壁中最薄的部位，由于可以用止血钳提拉起脐部，所以是安全进行第一个套管针（Troca）穿刺的最合适部位。作为腹腔镜手术特有的并发症，术者最为紧张的就是在第一个套管针（Troca）穿刺时，发生血管损伤或者器官损伤。对于消瘦的女性，从脐部到腹膜后腹腔的距离很短，需要格外注意。

图4-2-1显示了第一个套管针（Troca）的安全穿刺方法。使用止血钳将脐缘上提，并根据套管针（Troca）的大小来做皮肤切口，之后刺入气腹针。通过注射器实验测试确定为负压后送气膨腹。建立气腹后，提起脐缘，刺入5~10mm直径的套管针（Troca）。

第二个穿刺路径（图 4-2-2）

　　第二个穿刺路径的要点是一边用内镜监控确认，一边刺入第二个和随后的套管针（Troca），操作时需要避开腹壁下动静脉等腹壁血管，要与腹壁成垂直角度刺入。要注意的是如果套管针（Troca）穿入腹壁时出现滑动并倾斜着进入腹膜，则不仅后续操作困难而且套管针（Troca）也容易脱落。

　　位于深层的血管可以从腹腔内通过内镜去确认，而浅层的血管使用透光实验就可以进行确认，这样大大地降低了腹壁血管损伤的风险。切记是，不仅仅要注意血管损伤的风险，还要考虑到会有肠管损伤的可能。特别是在肠管高度扩张或者是气腹压力不足时的腹腔内环境下，套管针（Troca）的刺入方向一定是要朝向没有肠管的安全空间。

图 4-2-1 第一个套管针（Troca）的安全穿刺部位和插入方法（闭合法）

a：安全穿刺部位

无论体型如何，脐部是腹壁最薄的部位，适合于做第一个套管针（Troca）的穿刺部位

b：安全穿刺方法

使用止血钳或是巾钳提起脐缘，切开皮肤后刺入气腹针，确认负压后建立气腹。提起脐缘（钳子可减少到 1 个）从脐部刺入 5~10mm 的套管针（Troca）

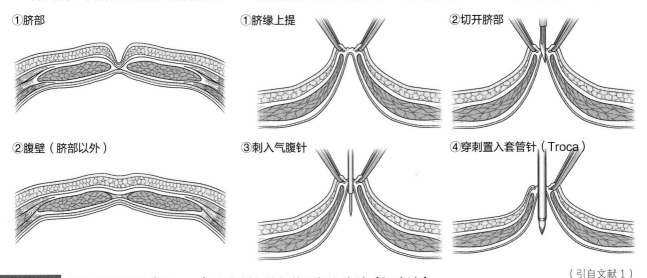

①脐部

②腹壁（脐部以外）

①脐缘上提

②切开脐部

③刺入气腹针

④穿刺置入套管针（Troca）

（引自文献 1）

图 4-2-2 第二个套管针（Troca）安全刺入的部位和插入方法（闭合法）

a：避开腹壁下动静脉等腹壁血管进行穿刺

从腹腔内镜下直视深层的血管，同时通过透光实验确认腹壁浅层的血管

b：第二个套管针（Troca）在避开腹腔血管后垂直刺入

如果刺入腹壁时滑动，成斜角进入则很容易脱出

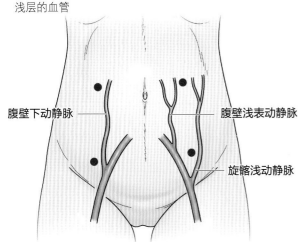

腹壁下动静脉

腹壁浅表动静脉

旋髂浅动静脉

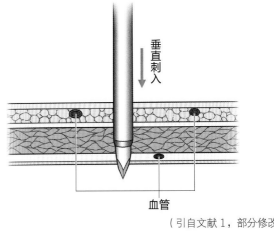

垂直刺入

血管

（引自文献 1，部分修改）

妇科领域的套管针置入：平行法和菱形法（图4-2-3）

在妇科领域进行手术时，最适合的穿刺套管针（Troca）的配置方法就是平行法和菱形法。各个穿刺套管针（Troca）的配置如图4-2-3所示。

平行法最具有代表性的是典型的副轴向的位置即术者使用的2根套管针（Troca）是在位于相对腹正中线大致平行的位置上。另一方面，在菱形法中，连接所有端口画的线将呈现出菱形，术者使用正中间和患者左侧的端口（也有两侧的端口还可以再向下的方法）。操作使用的套管针的插入深度，越远离目标物的位置时，操作钳进入越深，越近（离目标物）则越浅。此外，还有一个诀窍是摄像镜头用的套管针要最大限度地调整到较浅的位置。

图4-2-3 两种类型的套管针（Troca）的配置

操作用套管针（Troca）的插入越远离目标物，操作钳进入越深，反之越近则越浅。平行于脐部水平线的套管针（Troca）刺入要深，平行线下边的套管针（Troca）或菱形法正中的套管针（Troca）要刺入要较浅。摄像用套管针（Troca）要最大限度地浅一些

● 术者端口（5~10mm）
● 术者端口（5mm）
● 助手端口（5mm）
● 摄像头端口（5~10mm）

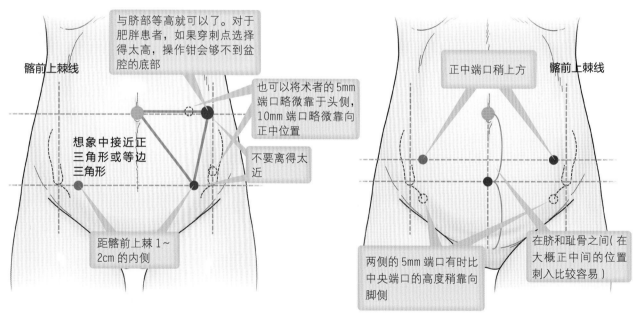

a: 平行配置

b: 菱形配置

术者和助手的站立位置（图 4-2-4）

在平行法中术者站在患者的左边，使用左侧的 2 个套管针（Troca）端口。后面会讲平行法使用 30° 斜角的内镜较多，如果还有可以上台的医生，则希望加上专门负责扶镜的医生，一共 3 人共同进行手术（在助手还兼职扶镜手的情况下，需要视野变化时右手不得不松开操作钳）。

在菱形法中，术者也是站在患者的左边，使用正中和左侧的 2 个套管针（Troca）端口进行手术。在这种情况下，由于要使用 0° 直角的内镜，所以助手通常要兼任扶镜手的工作（图 4-2-4）。

注意事项 & 技巧	●平行法的优点：由于右手上抬较少，因此即使手术时间长或者是身材娇小的手术医生也几乎不会产生疲劳。另外，医生的右手握持操作钳的活动范围很大，牵引肌瘤、核除以及用持针器连续缝合等操作很容易，是适合于腹腔镜下子宫肌瘤核除术（Laparoscopic myomectomy，LM）的方法。 ●另一方面，在菱形法中，可以进行左右对称的手术操作，因此对于较大的子宫进行腹腔镜下全子宫切除术（Total laparoscopic hysterectomy，TLH）时，对子宫另一侧的处理也几乎没有什么困难（这也是优于平行法的地方）（图 4-2-4）。

图 4-2-4 **术者和助手的位置**

a：平行法套管针（Troca）穿刺点

术者的右手握持操作钳的活动范围很大，牵引肌瘤、连续缝合操作很容易。由于不存在遮挡镜头的情况，所以视野良好。右手上抬较少，即使手术时间长或者是身材娇小的手术医生也几乎不会产生疲劳

b：菱形法套管针（Troca）穿刺点

可以进行左右对称的手术操作。深部的操作也比较容易进行。即使是参加手术的人少，也可以完成手术（使用 90° 内镜的话，两个人也可以完成手术）

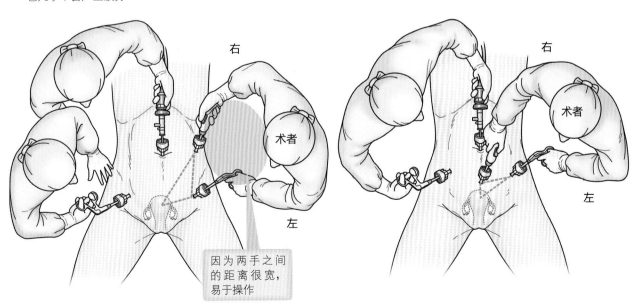

右

术者

左

因为两手之间的距离很宽，易于操作

右

术者

左

视线与操作钳的方向之间的关系（图4-2-5、图4-2-6）

内镜下的视线方向与操作钳之间的角度如**图4-2-5**所示。

平行法是具有完美的平行副轴向位置的，除了良好的视野外，右手握持操作钳的工作空间也很宽大（**图4-2-5**）。另一方面，菱形法与平行法相比，更接近同轴位置，左右两边的操作都一样进行，但由于摄像头的视线与右手操作钳的方向重叠，有时会出现追视的现象。

从实际的视野相互比较来看，在平行法中，由于术者操作的左侧和右侧的钳子都是从画面的左侧进入。所以，几乎不会横向切断视野，但由于操作面接近平面，所以最好使用前端为30°斜角的镜子。

图4-2-5 术者操作钳与视野之间的关系

a： 平行法套管针（Troca）穿刺点（平行端口）

完美的平行副轴向位置。由于操作是从目标物的左侧进入的，没有妨碍视线的东西存在，因此视野非常好。由于操作钳是从头侧的区域同轴进入，所以右手操作钳的工作空间相对较宽广

b： 菱形法套管针（Troca）穿刺点（菱形端口）

与同轴位置非常接近。因为右手的操作钳和镜子视线是同方向重叠，所以左右对称的操作相对方便

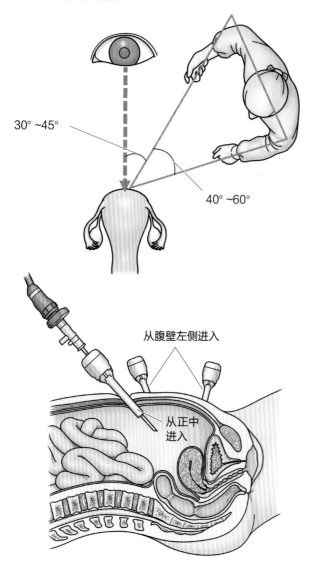

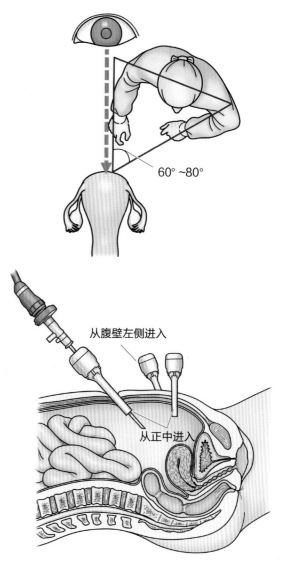

在菱形法中，由于右手的操作钳子从画面的上部进入腹腔，因此根据右手的角度，有时会出现一瞬间看不见钳子或者电刀前端的情况。这时有必要把镜头的视线稍微错开一点，使用"上拉和左右方向"分开。此外，如果用前端为斜面的镜子，会出现干扰右手操作钳的情况，所以使用 0° 镜子会更容易操作（**图 4-2-6**）。

各套管针端口配置的操作区域（手术平面）的角度（图 4-2-7）

与菱形法相比，平行法的操作区域（手术平面）略微接近水平（30°~45°），由于术者不需要抬起右手，所以即使是长时间的手术也很少产生疲劳。平行法是一种适用于人体工程学的、应激较少的低应力位置，无论术者的年龄和体型如何，都可以用一种轻松的姿势进行手术。

另一方面，菱形法的手术平面几乎垂直（45°~90°），非常适用于深部的操作。但右手抬高的姿势很容易产生疲劳，特别是对于身材矮小的女性尤为严重（**图 4-2-7**）。

图 4-2-6 不同穿刺端口的视野

a：平行法穿刺口

由于术者的操作钳是由画面左下角进入腹腔，因此不会妨碍视野。如果使用 30° 倾斜角的镜头，视野会更好

b：菱形法穿刺口

术者的右手操作钳由画面的上部进入腹腔，有时会出现操作区盲点。如果使用斜面镜子又可能会出现干扰右手操作钳的情况，所以通常使用 0° 镜头的内镜

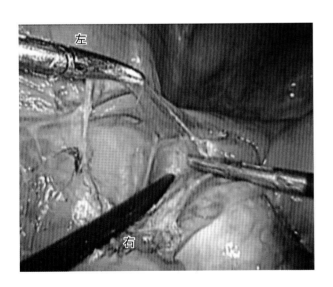

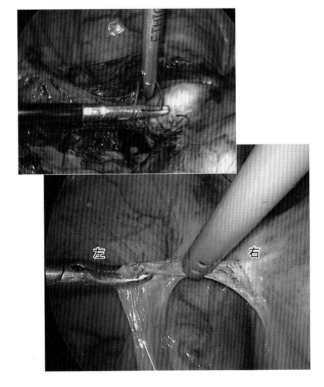

根据穿刺口配置的持针器和缝合结扎的窍门（图4-2-8、图4-2-9）

以 LM 为例，在平行法中，最好是对应于横向切口（Horizontal incision）而进行纵向缝合，相顺应的应该是针从下向上刺入（Under hand）运针。在连续缝合的时候，助手需要提拉牵紧缝合线的长尾端（连接针的一端），为了不妨碍操作术野，缝合最好是从右侧向左侧进行。

在菱形法中，最好是对应于纵向切口（Vertical incision）而进行横向缝合，在连续缝合的时候针行进的方向上（是从上还是从下哪个方向开始刺入）差异并不是很大（图4-2-8）。

平行法的结扎方法应用的是传统的 C-loop 法或反 C-loop（S-loop）方法，但是在菱形法中（线和持针器平行），要努力使在纵向上的缝线的长尾端形成 P 的形状（P-loop 方法：Kurashiki 方法，逆 C-loop 法的角度排列缝线）。

注意事项 & 技巧
- 结扎法的细节将在其他章节中再描述，但快速结扎法的技巧在于右手的持针器要拉起缝线长尾端使之卷起来，和在外科打结时，在持针器和左手钳子的功能角色固定后，重叠和上下交互进行即可迅速打结（当 C-loop 法和反向 C-loop 法交互进行时，线的更换需要花费太多时间）（图4-2-9）。

图4-2-7 操作面的角度图

a：平行法穿刺口

术者的右手几乎没有抬高，即使长时间手术也很少产生疲劳

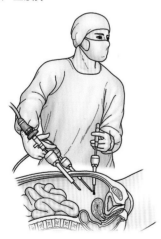

平行法术野操作区域（钳子与术野的平面）的角度略接近水平面，最好使用 30° 镜子

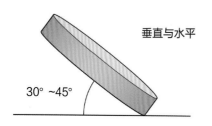

垂直与水平

30°~45°

b：菱形法穿刺口

术者的右手需要上抬，根据手术的情况容易发生疲劳

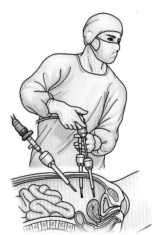

术野操作区域的角度接近 90° 垂直，因此最好使用 0° 镜子

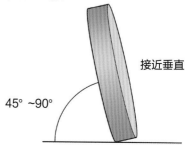

接近垂直

45°~90°

图 4-2-8 **根据穿刺端口配置的有效切开和运针缝合方向**

a：平行法穿刺口

对应于横向切开（Horizontal incision），使用由下向上运针（缝合，一般从右侧开始向左侧缝合）

b：菱形法穿刺口

对应于纵向切开（Vertical incision），要进行横向缝合

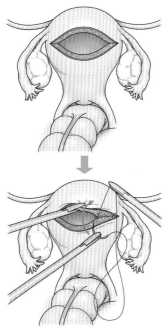

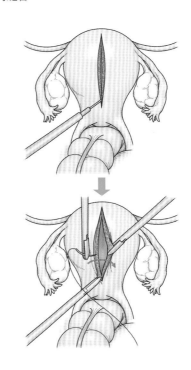

图 4-2-9 **按穿刺口配置的各种打结方法**

在选择平行法穿刺口时，通过 C-loop 法或反 C-loop 法打结。在选择菱形法穿刺口时，使用让线的长尾端做成 P 形的 P-loop 法，也被认为是改变了反 C-loop 法的角度。相反，C-loop 法和 P-loop 法都会使用到右手持针器将线的长尾端卷起来打结这个环节

a：平行法穿刺口

① C-loop 法

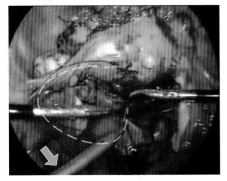

② 反 C-loop 法

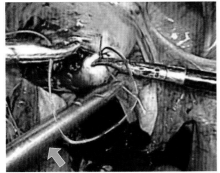

b：菱形法穿刺口

③ P-loop 法

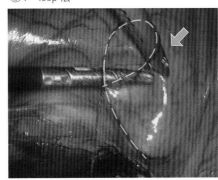

— — 为缝合的起始位置（线的长尾的方向）

← 右手的持针器

腹腔镜手术中平行法和菱形法的比较（表4-2-1、表4-2-2）

首先从各个不同的角度来比较平行法和菱形法的特点（**表4-2-1**）。因为有很多主观的项目，也包含了许多作者的个人经验，请予以理解。

首先在视野方面没有太大的差异，在钳子的操作移动完全不会干扰术野方面，平行法获胜。

从工作空间的广度来看，平行法的优势为右手钳子操作的自由度较高，而菱形法对较深部位的操作具有优势。

虽然在缝合打结方面两种方法几乎是相同的，但是在必须进行连续缝合的时候，平行法更好一些。

在 TLH 等要求左右侧对称的操作方面，菱形法更适合，而在 LM 核除肌瘤等的牵引或缝合方面，平行法又更加有利。

在疲劳程度方面，平行法相对更少，并且是相对应激极少的手术操作。

在进行指导培训时，术者站立的位置没有交替时，菱形法比较合适。但是，要做站在右侧的术者的位置时，就必须会用左手持针缝合，难度相对增大（**表4-2-1**）。

基于以上的特征，我们研究了各种穿刺端口配置的最佳术式（**表4-2-2**）。在比较容易的附件手术中，两者没有太大的差别，在需要缝合较多的 LM 术式中，使用平行法有优势，而在需要左右对称操作的 TLH 术式中，则使用菱形法有明显的优势。

在深部子宫内膜异位症松解粘连，开放道格拉斯窝的手术中也是如此。使用平行法时，右手操作的钳子不能进入垂直方向，因此必须由助手将肠管向反

表4-2-1 腹腔镜手术中平行法和菱形法的比较

项目	平行法	菱形法
视野	良好	依据角度可有盲点
工作空间（术野）	宽阔	稍狭窄
盆腔深部操作性	稍不良	良好
缝合打结可操作性	良好	连续缝合时略显困难
操作左右对称性	大子宫时，处理对侧操作性不良	比较好
肌瘤核的牵引操作	容易	略难（难以有效利用头侧的空间）
疲劳度	低	容易变高
术者的位置交替（培训指导时）	必须更换术者站立的位置	容易
最适合的镜头	30° 斜面镜	直视镜（0° 镜）

表4-2-2 根据穿刺口配置的术式的适合／不适合

术式	平行法	菱形法
附件手术	○	○
肌瘤核除术	○	△
全子宫切除术	△	○
道格拉斯窝开放术	○	○
子宫腺肌症切除术 *	○	△
广泛性全子宫切除术 *	△	○

*：保险未收录

向牵引（将稍向下方的肠管向上牵引）。

　　另外，在行子宫腺肌症病灶切除术（Adenomyomectomy）时，需要频繁地运针缝合和快速地缝合打结，这方面倾向于使用平行法，而必须要在盆腔深部操作的广泛性全子宫切除术（Radical hysterectomy）时，菱形法相对比较适合（**表 4-2-2**）。

特殊的穿刺端口配置和方法：减孔手术和第 9 肋间隙的入路

　　与在 4 个穿刺口上进行的传统腔镜手术方法相比，减少创伤、减小切口尺寸的诸多改变被统称为减孔手术（Reduced port surgery）。只在脐部单一切口进行的单孔手术，因其良好的美容性曾风靡一时，但由于术者所承受的应激压力较大，最近采用率开始有所下降。

　　作为替代方案，医生们最近使用 2~3mm 细口径套管针的 2~3 孔型的腹腔镜手术。不只在美容性上不比单孔手术逊色，而且还是一种能相对减轻术者负担的有用方法，当所有的套管针（Troca）都使用细口径针的时候，则必须要通过阴道等将摘除的标本进行回收（**图 4-2-10**）。

图 4-2-10　减孔手术的穿刺口配置

a：单孔手术

从脐部切口直接刺入 3 个套管针（Troca）的多重套管针（Troca）法与安装 SILS port 等的单孔用平台的多通道法

多重套管针法　　　　　　　多通道方法

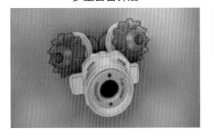 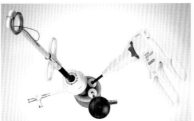 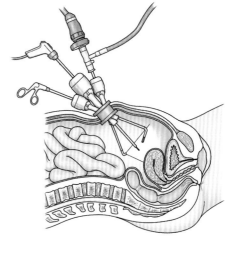

b：两孔式手术

从脐部插入 2 个套管针（Troca）（用于镜子和术者的右手用钳道），术者左手用钳道的套管针自左下方进入

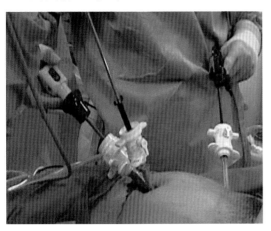 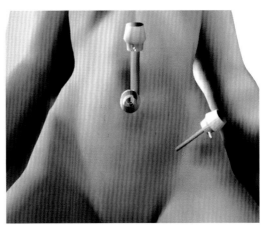

另一方面，对于有既往手术史的病例，我们设计了第9肋间隙入路的特殊方法（**图4-2-11**）。在有既往手术创面的腹壁内侧可能存在着大网膜与小肠的粘连，而且在创面靠近脐部的病例，如果盲穿第一套管针，有造成脏器损伤的风险。恰好在与肋骨形成拱形的第9肋间区域，其下方没有肝脏等易出血的内脏器官，是不用气腹也可以安全刺入套管针（Troca）的安全区域。笔者在第9肋间隙沿左前腋中线上将3mm直径套管针（Troca）刺入4~5cm，将细口径镜子沿此套管针（Troca）进入腹腔内，确认后再建立气腹。如果发现脐周腹壁上有大网膜或小肠的粘连，则从其他的位置刺入套管针（Troca）并首先进行粘连分离，最后再插入脐部的套管针（Troca）。

与术式匹配的穿刺端口配置

穿刺端口的配置在各医院里大多是统一的，并且接受培训指导的医生要按照规定好的位置来操作。如果是专家的话，可以克服穿刺口配置中固有的缺点并能应对所有的手术方式，但是为了让术者能够更舒适地进行手术，应该导入符合自己医院高频次开展的术式的穿刺口配置。

另一方面，对于正在接受培训的术者而言，熟练地使用两个穿刺口的配置，还需要花费时间和精力去学习，但如果能对应于合适的术式去区分使用它们，则会成为提高技能的捷径。**图4-2-12**显示了由我们的医务人员设计的基

图4-2-11 针对既往手术史病例的第9肋间穿刺法

从第9肋间套管针（Troca）插入细型镜子，首先观察脐部的腹壁。如果在脐部周围有粘连，则在其他无粘连区域刺入套管针（Troca）并分离脐部周围的粘连，最后从脐部刺入镜子用套管针（Troca）

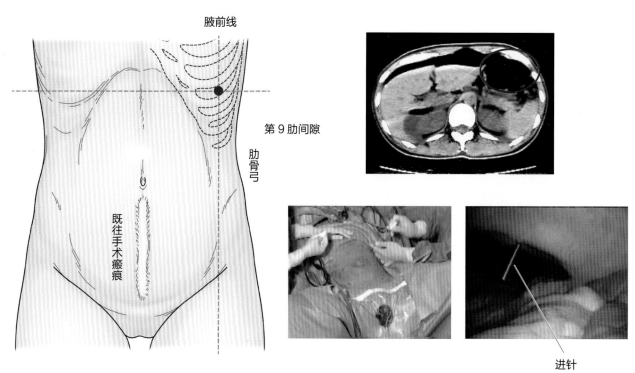

腋前线

第9肋间隙

肋骨弓

既往手术瘢痕

进针

于穿刺口配置的缝合训练箱。这样使用训练工具进行操作，在熟悉动作的基础上，从难度较低的术式开始再去尝试与平常不同的穿刺口位置的操作（欲速则不达）。如果能够克服各个不同穿刺端口配置的弱点，那么就会有充分的思考后的在寻常之上的"突破"。

此外，根据目的去导入减孔手术或是对于之前有既往手术史的病例引入其他的入路方法，都将有助于扩大手术的适应范围和提高手术的安全性。

图 4-2-12　做两种不同穿刺口配置的堀泽式缝合训练箱

通过使用 3 个套管针（Troca）中的 2 个，可以在平行法和菱形法中进行镜下缝合训练

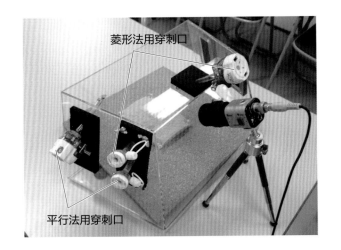
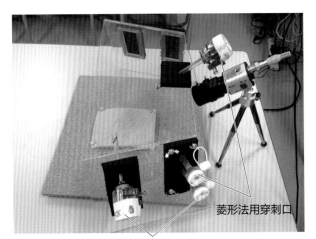

菱形法用穿刺口

平行法用穿刺口

菱形法用穿刺口

平行法用穿刺口

■文献

[1]　武内裕之ほか：順天堂大学産婦人科内視鏡チームによる腹腔鏡手術マニュアル．2 腹腔鏡手術の基本手技 a 基本手技 6 アプローチ法．中外医学社，東京，2008.
[2]　日本産科婦人科内視鏡学会編：産婦人科内視鏡下手術スキルアップ．1 腹腔鏡 基本手技（腹腔鏡下縫合，結紮ならびに止血操作）．メジカルビュー社，東京，2010.
[3]　武内裕之ほか：順天堂大学産婦人科内視鏡チームによる腹腔鏡手術マニュアル．2 腹腔鏡手術の基本手技 b 手術既往例に対するアプローチ 1 第 9 肋間アプローチ．中外医学社，東京，2008.

第3节 开拓视野

鳥取大学医学部产科妇人科

出浦伊万里　　島田宗昭　　原田　省

开拓视野的战略

- 在腹腔镜手术中，有开阔的手术视野是基于保证手术安全，快速进行手术的重要因素之一。
- 除了通过臀高位和排垫肠管，确保最低限度的必要的盆腔内所需手术视野的同时，举宫器、镜子、辅助钳的操作等，特别是助手的动向配合，必须创造出不让术者受限的能操作钳子的最大空间及术野。为了能够进行高质量的腹腔镜手术，除了良好的视野是必须保证的之外，助手的作用也是非常巨大的。
- 在本节中，我们将举例说明关于开拓视野的要点、以助手的动向为中心及不同术式的实践过程。

视野扩展的流程

设置

1 截石位，留置举宫器

↓

2 臀高位

↓

3 排垫肠管

↓

4 术者、助手、显示器等的位置配置

助手的动向

1 举宫器的操作

↓

2 镜子的操作

↓

3 辅助钳的操作

技术的实践

设置

1 截石位，留置举宫器

在用于妇科疾病的腹腔镜手术中，子宫的经阴道操作可能与手术方式无关，但是在视野扩展方面发挥着重要作用。对于子宫良性疾病，除外无性生活史，妊娠状态（包括怀疑异位妊娠又不能排除正常妊娠的情况），以及全子宫切除术后的病例，患者的体位均需要摆成截石位，留置举宫器。

在恶性肿瘤手术的情况下，由于担心存在肿瘤细胞在腹腔内播散的可能，需要根据《妇产科腔镜手术指南》慎重地选择符合腔镜手术的适应证。

2 臀高位

手术切记不应该在肠管下垂至盆腔的情况下还继续进行。因为由于盆腔内的视野会变得很差，容易发生肠管的热损伤。为了避免小肠下滑至盆腔，要做抬高 10° 的臀高位，一边观察骶骨岬，一边将小肠向头侧收回（**图 4-3-1a**）。对于肥胖的患者，由于小肠很容易下滑，所以在可能的范围内要增加臀高位的角度。

3 排垫肠管

小肠的下滑一般可以通过臀高位来解决，除此以外，盲肠或大网膜与腹壁粘连的情况也很多，剥离粘连后，小肠会沿着骶骨岬更容易向头部收回。为了避免乙状结肠、直肠下滑，可以剥离乙状结肠周围的生理性粘连（**图 4-3-1b**）。

当直肠向道格拉斯窝呈环状下垂时，助手需要用辅助钳压排直肠，用无损伤性钳轻握直肠系膜，向头侧牵引。注意，如果抓持的钳子如果在视野外依然还有提拉动作的话，直肠系膜可能会撕裂并导致出血。

用辅助钳排垫肠管时，助手就不能进行其他操作，也可以使用肠管排垫海绵来代替助手的操作。

对于便秘患者，在术前要做好肠道准备。

4 术者、助手、显示器等的位置配置

作者使用穿刺口配置为 4 个穿刺口的菱形法，术者站在患者的左侧。第一助手站在患者的右侧，进行持镜操作和用钳子进行辅助操作。第二助手把持固定经阴道的举宫器。

让术者的身体和头部朝向与患者的手术器官的朝向相一致，来调整配置好符合视线高度的显示器。

由于电刀使用所产生的烟雾会妨碍手术的视野，故将排烟装置与套管针（Troca）相连接。

图 4-3-1 确保盆腔内的视野

a：从骶骨岬（箭头）方向向头侧收纳小肠

b：剥离乙状结肠周围的生理性粘连（箭头）

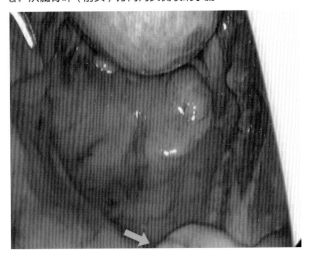

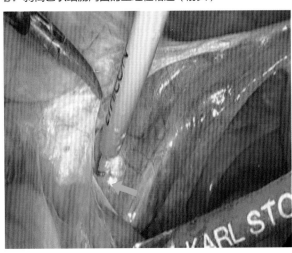

1 举宫器的操作

如上所述，有关子宫手术经阴道操作是扩展手术视野的方法之一。作者的团队，一般由第二助手操作举宫器。当理解本次手术的内容及流程时，第二助手会主动地配合操作举宫器摆动子宫，如果不能与术者自如配合，就需要由术者根据手术进程进行指导。

●子宫附件手术

使用举宫器并不是必需的，但对掌握解剖学位置关系有很大的帮助。在附件摘除术中，使用举宫器可将前屈位的子宫向头侧推顶，再移向摘除附件的对侧，这样就很容易识别卵巢悬韧带、卵巢固有韧带、输卵管、阔韧带位置的关系（**图4-3-2a**）。

异位妊娠时即使有大量的凝血块储留在盆腔内，但让子宫处于前屈位时，就很容易找到异位妊娠的位置（**图4-3-2b**）。在摘除卵巢囊肿时，让子宫前倾，则囊肿与卵巢门位置的关系就更明了了，有助于在系膜对侧行弧形缘切开卵巢（**图4-3-2c**）。

图4-3-2 使用举宫器

a：附件摘除手术

让子宫前倾并上推至头侧，就可以知道卵巢悬韧带、输卵管、阔韧带、卵巢固有韧带的位置关系

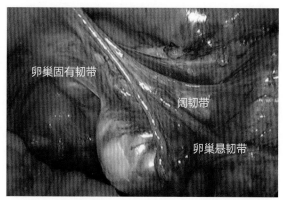

b：异位妊娠手术

让子宫前倾位，可以很容易地识别妊娠部位。
箭头：右侧输卵管壶腹部妊娠

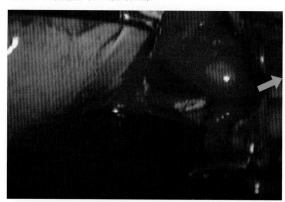

c：卵巢囊肿摘除术

让子宫前倾，则可以确定卵巢门的位置（箭头），沿卵巢系膜对面的虚线切开（点线）

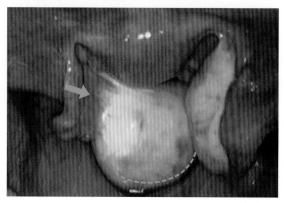

d：伴有道格拉斯窝封闭的子宫内膜异位症

让子宫向前倾，向上推至头部，则子宫与直肠的粘连边界（箭头）就会看清楚

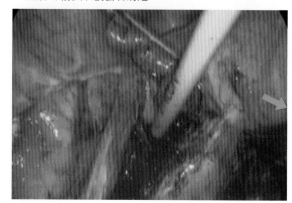

●子宫内膜异位症手术

在进行粘连剥离的过程中，举宫器的使用是事半功倍的。卵巢巧克力囊肿周围的粘连剥离时，要使子宫处于前倾位。当分离开放封闭的道格拉斯窝时，由于子宫的活动性不佳，所以如果使用举宫器使子宫向前倾并向头侧方上举，则子宫颈后方与直肠的粘连界线就会变得清晰，可以降低直肠损伤的风险（**图 4-3-2d**）。

●子宫肌瘤核除手术

在缝合子宫的切口时子宫的定位是很重要的。为了让术者能够获得轻松缝合打结的视野，就必须使用举宫器。缝合时，持针器垂直地夹持针线进行缝合，为了使切口与持针器的手柄平行，并让缝合面保持水平位，就需要固定子宫的位置（**图 4-3-3**）。由于腹侧的钳子操作受到限制，因此如果把子宫向背部牵引，缝合打结就会变得容易。

●全子宫切除术

举宫器在开腹手术中也起到牵引子宫的作用。**表 4-3-1** 和 **图 4-3-4** 展示腹腔镜下全子宫切除术（TLH）中的举宫器（阴道套管）操作。

图 4-3-3 举宫器的操作

a： 子宫后壁切口的缝合

使持针器的手柄与切口平行，让缝合面呈水平来操作子宫位置

b： 子宫前壁切口的缝合

持针器的手柄与缝合面呈水平的关系是很难达到的，但要尽可能使其接近水平地操作子宫

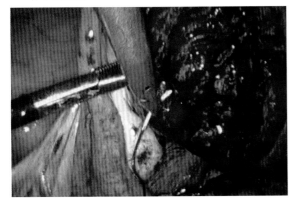
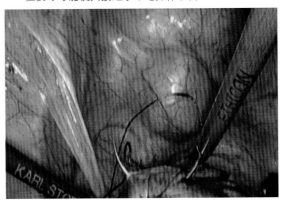

表 4-3-1 在 TLH 手术中助手的操作动向

	举宫器、举宫器外套管	镜头的操作	辅助钳子的操作
尿道、子宫动脉的辨识	把子宫向头侧推，将子宫体向肿物对侧固定	近景。当确认解剖学位置的关系时为远景。近拍展开后腹膜腹腔的钳子，保证术野的明亮	夹住卵巢悬韧带，向头侧牵引，使阔韧带后叶扩张，辅助辨识输尿管的走行（侧方端口进入的时候）
切断上部韧带	使子宫前倾推向头部，将子宫体向另一侧固定	远景。当用剪刀切断、止血时为近景。电凝韧带时会产生烟雾	为了识别卵巢悬韧带、卵巢固有韧带、输卵管、子宫圆韧带，用钳子抓住牵引
膀胱剥离	让子宫后屈推向头部，让宫颈部向腹侧方向固定	近景。产生的烟雾使血管辨识很难，所以应适当地避免损伤血管	将子宫体部按压到背部，或将膀胱腹膜向腹侧牵引，暴露膀胱和阴道壁的界限
缝合、切断主韧带	将子宫向头侧推，使宫体部位于能看到主韧带背面的位置	缝合时是远景，电凝切断时是近景。作为恰当的远景来确认输尿管。电凝韧带会产生烟雾	提起子宫圆韧带端，以看得见主韧带背面的方式来调整子宫体部的位置
切开阴道壁	将阴道套管顶压到阴道穹隆上，让要切的部位膨隆起来	近景，切开阴道后壁时，镜头钻到子宫体的背侧，盯好阴道后穹隆。很容易产生烟雾	在切开阴道后壁时，将子宫后颈部至体部向腹侧压，或者将直肠向头侧牵引，确保道格拉斯窝的术野足够大
缝合阴道断端	为了能够一边观察阴道一边缝合，要适宜地移动举宫器外套管	按照缝合打结的流程，切换近景和远景	将缝线的断端向头侧牵引，调整到在阴道前壁、阴道黏膜、阴道后壁可以看到针刺入的部位

●使用举宫器时，只要操作恰当准确，就能明显地看到手术视野的变化，提高手术的安全性和处理速度。

2 镜子的操作

　　作者使用透光量大、景深长的直径 10mm 的直视硬性镜，第一助手用左手操作镜子。镜头就相当于是术者的眼睛，所以时刻意识到必须把持好镜子，提供一个良好的视野（术野）。如果还要用右手钳子同时进行辅助操作时，要求两手一定要协调运动。

　　操作镜子的根本就是要理解手术进行流程，明确术者操作目标，展示良好的术野。

图 4-3-4 在 TLH 术式时的视野展示

a：打开阔韧带后叶及侧腹膜，展示腹膜后腔，辨识输尿管（箭头）　b：电凝切断子宫底部的韧带

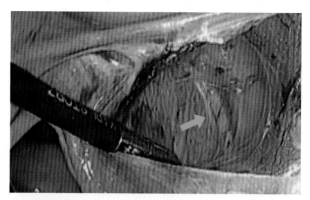
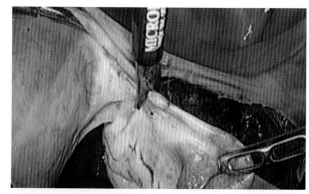

c：分离膀胱　　　　　　　　　　　　　　　　　　　　　　d：缝合、切断主韧带（箭头）

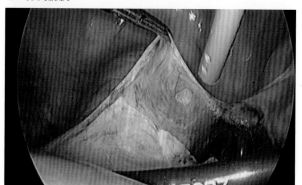
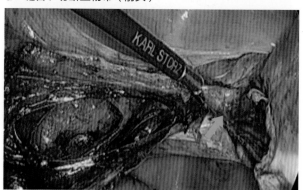

e：切开阴道壁　　　　　　　　　　　　　　　　　　　　　f：缝合阴道断端

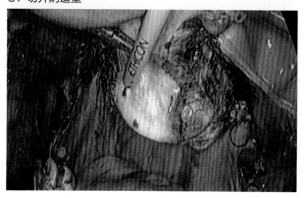
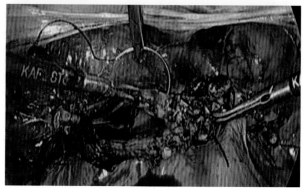

由于镜头具有聚焦深度（景深），因此为使焦点聚焦到目标上，要保持镜体前端与目标有距离感。

如果在目标的前面，有肠管和钳子等挡住光线的话，到达目标的光线就会减少，手术视野就会变暗。为了防止光线照射到目标以外，就要进行镜头前端的定位。相反，如果由于光线折射出现光晕（尤其是在有强烈光线照射的部分，其周围呈现出白色模糊的现象）难以看到目标时，则可以减弱照射在目标上的光线。当盆腔内存留有血液时，会使术野变暗，因此要及时止血和随时吸净盆腔内的积血。

远景和近景操作时哪个更好？要根据术中的具体情况来定，目标与镜子前端的距离不是一成不变的。在必须要把握盆腔内解剖学位置的关系时，要选择远景；在进行出血点的辨识以及精确把持组织、缝合时选择近景。在远景与近景切换的时候，为了避免视野的快速变化，要灵活平缓地操作镜子。

原则上，目标应该并一定放在视野的中央，但有时钳子与目标重叠而看不到。这种情况时，要特意将目标从视野中央移开，像从斜侧方看一样去定位镜头前端。

不应该对镜头前端的污渍与气雾放任不管而继续进行手术。要适当地用热水加温镜头的前端，彻底擦拭掉污渍，使用防止气雾出现的溶剂或是器具。如果镜头用的套管针（Troca）中附着了水分和血液时，在将镜头经套管针（Troca）插入腹腔的过程中就会污染镜头前端，因此要随时清理套管针（Troca）内的污渍。因使用能量源产生的热量常常会让镜头蒙上一层雾，要迅速地将镜头前端撤回到温度较低的镜头用套管针（Troca）内，就会消除雾气。雾气散去后可迅速回到原来的视野。

套管针（Troca）配置是"菱形法"时，扶持镜体的手有时会与术者的右手相互干扰。在肥胖患者的手术操作时更容易发生这种情况。在妨碍术者的钳子操作，或者镜头大幅度抖动的情况下，要掌心朝上握住镜体，将镜体的手柄放在目标视野可见的范围内，向背侧及外侧移动，避免发生干扰。

●子宫附件手术

在卵巢囊肿摘除术中，由于是以白色的卵巢为目标，因此在切开卵巢表面时会有白色晕光（**图 4-3-5a**）。这时可以将目标从视野中央外移，光线照在目标前的肠管和钳子上，暂时降低光源的光线等，使目标光亮减弱（**图 4-3-**

图 4-3-5 子宫附件手术和镜子操作

a：在卵巢中心产生了白色晕光

b：把卵巢的切开部分从视野的中央稍外移，防止产生白色晕光

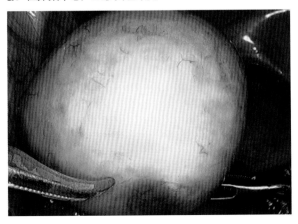
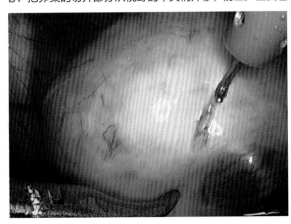

5b）。摘除附件时，由于使用双极电凝，韧带随着凝固会变白，产生白色的晕光，因此也要避开同样镜头的聚焦。

●子宫内膜异位症手术

在剥离粘连时，术者始终要提醒自己注意不能损伤邻近器官，所以助手一定要提供可以确认输尿管或直肠走行的视野（术野）。当处于局部术野放大，并持续为近景时，有时就会搞错输尿管或是直肠的位置，这时一定要调整成远景中的手术视野进行再一次确认。

●子宫肌瘤摘除手术

在缝合子宫上切开的创面时，扶持镜子的操作非常重要。术者需要知晓的是在使用 0° 硬性镜时，越到尾部死角越大。持针进行缝合的时候，为了能够看到针尖要使用近景（**图 4-3-6a**）。拔出针后，在持针行走期间一定要注意不能让针走出视野外（**图 4-3-6b**）。牵拉缝线时术野需要用远景，这是为了线的末端不被拔出而且要在视线范围内（**图 4-3-6c**）。

在菱形法的端口配置中，当缝合子宫后壁正中的纵向切口时，常会有持针器与视线相重叠而看不到针尖的缝合刺入部位（**图 4-3-6d**）。此时要将切口

图 4-3-6 子宫肌瘤摘除手术和镜体操作

a：运针缝合
要想能看得到针尖（箭头）而使用近景

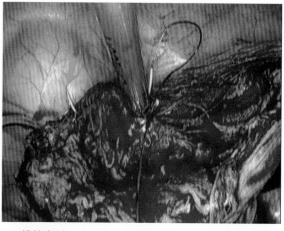

b：拔针
为了使握持的针（箭头）不落在视野外而使用远景

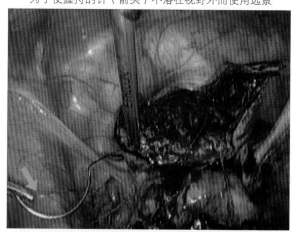

c：线的牵引
在远景，要在视线里观察，不让线的末端被拔出（误拔出）

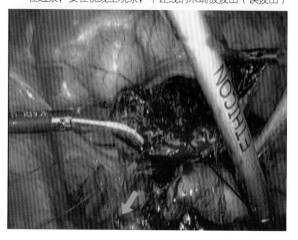

d：视线与持针器相重叠而看不到针尖刺入的部分

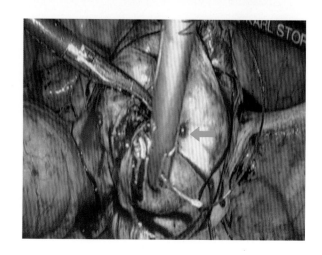

从视野的中央向外移开，像从斜侧方看一样去定位镜头前端，来确认针尖的刺入部位。结扎时，如**图 4-3-7** 所示进行镜体操作。

●全子宫切除术

在这里要求使用到在前文叙述的很多镜子操作方法。在 TLH 术式时，镜体的操作如**表 4-3-1**、**图 4-3-4** 所示。

> **注意事项 & 技巧**　●如果镜头不随手术需要而经常移动，就不能随时得到良好的视野（术野）。只要术者的钳子在不停地操作，那么镜子也就要不停地去寻找操作的最合适视野。

3 辅助钳的操作

术者能否在身体无应激的状态下进行手术，这还取决于助手即辅助钳子所帮助展开的术野。作者做手术时，第一助手一边用左手把持镜子，一边用右手操作钳子来辅助术者。与镜子的操作相同，要求第一助手必须要学会两手协调运动，辅助钳子的使用和镜子的移动一定是独立进行。作为第一助手要一边在显示器上注视术者的操作，一边在视野的一角捕捉到自己操作的钳子，并以此来展开术野。

图 4-3-7　打结和扶持镜子操作

a：持针器环绕线的长尾端打结（箭头）时使用的是远景

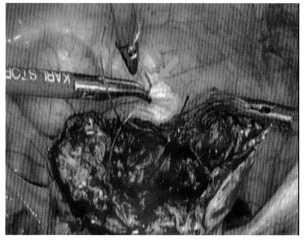

b：握住线的短尾端时要使用近景

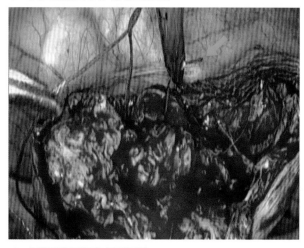

c：确认打结时（箭头）是从持针器向外拉伸

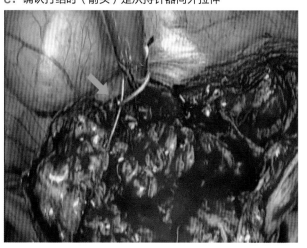

d：打结系紧时要恢复到远景

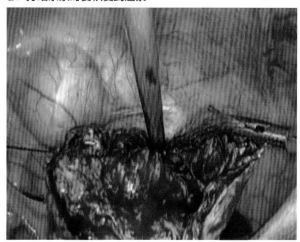

●子宫附件手术

　　在附件摘除手术中，分别确认卵巢悬韧带、子宫阔韧带、输卵管、卵巢固有韧带，进行适当的钳夹牵引以避开周围组织并电凝切断（**图 4-3-8a**）。在卵巢囊肿摘除时，钳夹卵巢皮质使之与囊肿之间的界线能看得清晰，并配合术者钳子动作的改变而改变自己把持组织的部位（**图 4-3-8b**）。

●子宫内膜异位症手术

　　在打开封闭的直肠子宫陷凹时，辅助钳子的动向尤为重要，要去形成一个通常能够确认输尿管和直肠走行的术野。在鉴定是否为输尿管时，助手需要提起附件向侧腹壁牵拉。

　　为了确保手术视野而必须使用辅助钳将直肠向头侧牵拉时，可以用经腹壁刺入的缝合线代替辅助钳牵引提拉卵巢（**图 4-3-9a**）。当剥离直肠与子宫颈部后壁的粘连时，为了能够识别直肠壁，需要调整直肠的牵引方向（**图 4-3-9b**）。

●子宫肌瘤核除手术

　　在肌瘤摘除时，为了能够找到子宫肌层与肌瘤的边界，助手把持组织时要增加向对侧的有力牵拉，配合术者钳子的移动而不断变化把持的部位（**图 4-3-10a**）。在缝合创面时，为了使切口长径与持针器的柄相对平行，要调整使缝合面呈水平方向，就要增加子宫举宫器的操作来调整子宫的方向（**图 4-3-10b**）。在旋切时，为了能够一直看到旋切器中刀刃的运转，就要像削苹果皮那样诱导牵引肌瘤核（**图 4-3-10c**）。

●全子宫切除术

　　手术时依靠辅助钳子来开拓视野是极为重要的。在 TLH 的术式中辅助操作如**表 4-3-1**、**图 4-3-4** 所示。

　　要完成高质量的腹腔镜手术，团队的合作是必不可少的，助手要能够保持恰当的手术视野，术者要不断地提高手术水平。

图 4-3-8 子宫附件手术和辅助钳子的操作

a：附件摘除手术
识别并提起卵巢固有韧带（箭头），向对侧牵引

b：卵巢囊肿摘除手术
钳夹卵巢实质使之与囊肿之间的界线（箭头）能看得清晰

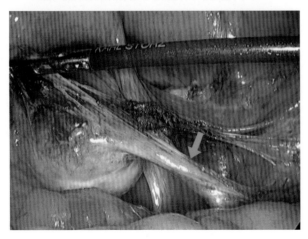
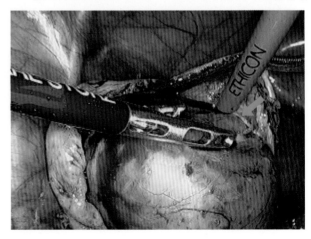

图 4-3-9　子宫内膜异位症手术和助手钳子的操作

a： 用经腹壁刺入的缝合线（箭头）来牵引两侧卵巢

b： 在剥离直肠与子宫颈后部的粘连（蓝色箭头）时，为了能够识别直肠壁（红色箭头）而调整直肠的牵引方向

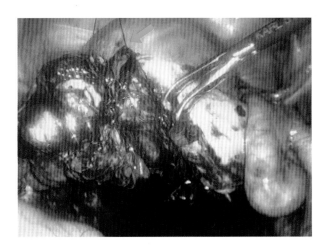
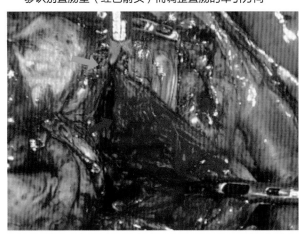

图 4-3-10　子宫肌瘤摘除手术和助手钳子操作

a： 把持组织并用力向对侧牵拉，使子宫肌层与肌瘤的边界能够看得清楚（箭头）

b： 调整缝合的创面使之与持针器柄呈相对接近水平的状态（箭头）

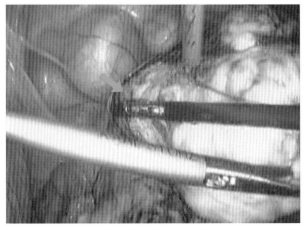
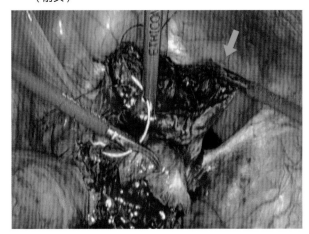

c： 为了能够一直看到旋切器中刀刃的运转，就要像削苹果皮那样诱导牵引肌瘤核（箭头）

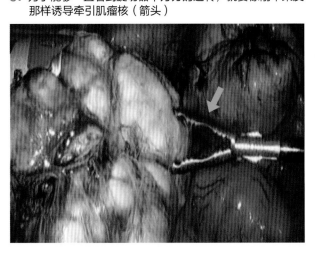

■文献

[1] 日本産科婦人科内視鏡学会（編）：産婦人科内視鏡手術ガイドライン 2013 年版 . 金原出版 , 2013.

第 5 章
各种器具的特性和使用方法:
推进腹腔镜手术的安全

第5章 各种器具的特性和使用方法：推进腹腔镜手术的安全

倉敷成人病センタ-婦人科

安藤正明　　太田啓明　　羽田智則　　海老沢桂子

策略

● 与开腹手术、阴式手术相比，腹腔镜手术中使用的器械较多。这是在一个封闭有限的空间内进行的手术操作，由于器械移动的位置和方向受到限制，不能自由自在地缝合打结、切断分离，而且为了把切除的标本取出体外还必须要采取特殊的手段。所以为了应对和解决这些困难，在腹腔镜手术中可以设计和使用并导入较多的器具。这里要以常用的器械为主进行介绍。

● 作为在腹腔镜手术中使用的独特或是特殊的一些常用器械，例如以电刀为中心的，有能量设备、冲洗吸引器、旋切器等。在能量设备中包括电刀（单极、双极）、超声刀、智能双极（血管闭合系统）、激光、氩气激光刀等。冲洗吸引管有反复使用的，有一次性的，也有在一次性吸引管中配备有电刀的产品。使用的旋切器一般是电动的，有反复使用及一次性使用两种。为了确保手术安全准确进行，这些器械的正确使用是非常重要的。因此，有必要事先理解和掌握这些器械的特性。

● 在本章中，将首先对使用率较高的能量装置、冲洗吸引管以及旋切器等进行说明。

能量装置

在1950年前后，用腹腔镜做输卵管避孕手术时发生原因不明的肠穿孔而导致腹膜炎的事件频繁发生。后来被认为这主要是由使用电刀而引发的并发症。并发症中很多原因都是发生在能量设备上。

在腹腔镜下的操作环境中，由于结扎缝合都需要有较高的技术水平，所以通常使用能量设备来代替完成。由此为了在腹腔镜手术中进行电凝、切开而开发使用了各种各样的器械。不同于一般在开腹手术时所使用的结扎或剪断和切断，能量设备尤其是常用的电刀，其接触切割部分周围的其他地方会有高热或者电流扩散，进而引起脏器损伤。

腹腔镜手术虽然被认为是微创手术，但可能发生的并发症也不少。尤其对产生扩散的热能的控制极为重要。

在能量装置方面，各企业正在竞争开发更安全的装置，目前也有各种可以使用的设备。关于这些使用频率较高的电刀相关设备，必须要熟知其工作原理、每种设备的特性、易发生损伤的步骤环节等。

电刀

电刀是当高频电流通过人体，此时根据接触到的组织（电阻）所产生的焦耳热，热瞬间可以使细胞加热并爆发、蒸腾，进而产生切割作用，因使细胞的水分蒸发而造成蛋白质的凝固，进而发生凝固作用。高频电刀的作用原理与电炉灶的电流通过镍铬电阻丝使之发热的原理完全不同。

首先对电刀的基本事项和相关特性进行说明。

电刀所指的是根据 JIS 规格，应用高频（HF）电流，在外科手术中使用的进行活体组织的切开或凝固的医用电气设备，其附属物也包括在内。

●为什么我们要采用高频电流

因为有这样一种现象存在，那电流的频率越高，对人体的影响会越小。若将未达到 10 万 Hz 负荷的交流电电流通过人体，则会发生对神经、肌肉的刺激而触电死亡。在手术中，电流会流入患者的身体，但由于电刀的频率为 30 万 ~500 万 Hz（相当于 1s 内电流会往返 30 万 ~500 万次），因此几乎完全不会对神经和肌肉产生刺激。由于非常快的电流逆转，基本上离子的位置都不会移动，因此不会发生神经筋膜的极化作用，对于心脏的肌纤维也不会有危险。不过，细胞的离子会发生活化，彼此相互碰撞将产生热进而产生能量。

●电刀作用的种类

基本上每单位时间产生的热多则表现为蒸散或切开，每单位时间产生的热少则以凝固作用为主。

电刀总体分为两类操作模式。

●电刀的使用模式

（1）切开模式：通过让细胞的水分蒸发进而切开。

（2）凝固模式：通过热能使细胞变化进而凝固达到止血效果。

（3）喷雾凝固模式（电喷）：这是凝固模式的特殊用法，通过在组织与电刀之间产生的连续电弧放电而达到大范围的止血效果。

● 焦耳热和电弧放电

电刀发热的原理，有焦耳热和电弧放电两种机制。焦耳热是指电流通过电阻那个时点所产生的热量。当电刀的前端接触人体时，会在被限定的狭小的部位产生很大的焦耳热，据称该发热可达到100℃，几乎以爆炸一样的势头使细胞瞬间蒸散消失进而导致组织被"烧断"切开。电阻越高，发热量就越大。因为电阻所接触的面积越小则发热越大，所以面积小的电刀头（有源电极）的发热量就很大；相反，面积大的电极板发热量就较小。因此，电刀的刀尖越纤细才会越锋利。另外，由于电极板也有电流通过，据称贴着电极板的组织的温度将会上升5℃左右。

另一个机制，则是电弧放电即火花。放电就是指当电刀尖端有电流通过时，200V以上的电压经过组织的时候所产生的一种现象。电极之间的气体分子发生电离离子化，产生出等离子体并在其中通过电流。通常来说，当电流在没有传导性的气体中通过时，会伴随着高温和闪烁光。在切开模式里电压为2000V左右，在凝固模式里的喷雾模式下，会产生10 000V的电压并发生闪烁的火花。这个火花的火柱非常之细，接触组织的面积也非常小，因此电阻值高，发热量也很大。

因火花而发生的热量使细胞的温度迅速上升。

电刀就是通过这两种机制，来产生多种能够应用的模式。

● 电刀使用时产生的热量对组织的影响

热量对组织产生的影响，在50~100℃时使蛋白质变性形成凝固物，在100~150℃时，因水分的蒸发使组织干燥，当超过150℃时，组织就会烧焦而形成痂皮。因此局部温度在63~100℃是最合适的。

过度的凝固会使组织烧焦而导致创口愈合迟缓，也成为感染的原因。并且还存在烧焦炭化脱落后出血的风险。

● 单极（切开、电凝）和双极（电凝）的对比（图5-1、图5-2）

1. 切开模式

在切开模式，电流连续的流过组织，通过火花使细胞蒸腾爆发。与凝固模式相比，是以相对较低的电压在起作用。

2. 凝固模式

在凝固模式，为了让电流断断续续地流过组织，即使是相同的电力，电压也会变高。用火花使组织电凝、炭化。

3. 双极凝固

其次是双极凝固，通过的电流仅以焦耳热的形式形成凝固而不出现火花——呈现低电压，连续波形。

双极与单极的切开模式一样，都是以连续波形向组织中传导低电压的电流。因此，与单极凝固、切开模式相比，低温下可实现更安全的凝固。

对于电刀的电流回路，必须要完成电流回路的是单极、双极，而且患者也成为回路的一部分。单极是从电刀的刀尖前端出发到电极板截止的电流形成回路，很难预测到电流的流动。而双极是在两个极片之间产生的电流流动，因此只有在两个极片之间的组织部分自身成为回路，与单极相比降低了风险（**图5-2**）。

●哪种模式对组织的伤害较小

电压越低对组织的影响就越小，因此安全性里按双极凝固→切开模式→电凝模式的顺序排序。

图 5-1 切开模式和凝固模式

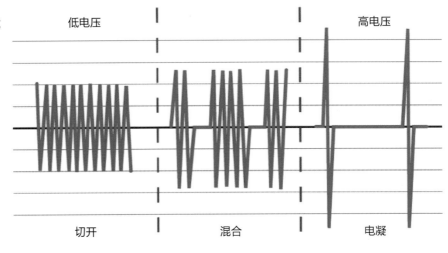

a：各个模式的波形和电压

切开模式是在低电压下起作用。凝固模式是在高电压下起作用

低电压　　　　高电压

切开　　　混合　　　电凝

b：切开模式

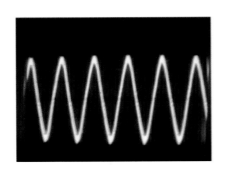

c：凝固模式

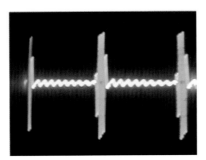

d：双极凝固

双极凝固与单极凝固相比是低电压

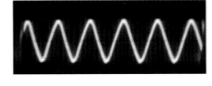

图 5-2 单极和双极的区别

a：单极

从手术刀前端到电极板，形成广范围的电流回路，会使电流流向预想之外的部分

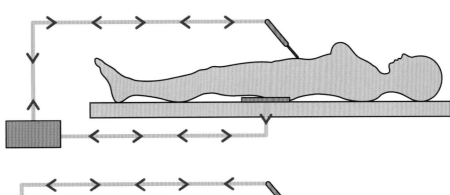

b：双极

电流只在两极之间流动，所以发生损伤的风险很低

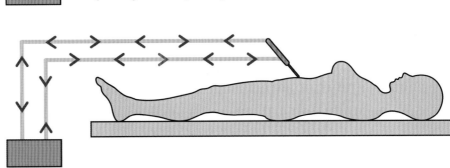

●电刀的潜在风险

电刀使用所产生的热量以及热量的扩散，与创伤的愈合和并发症都有关，对手术的微创性造成很大影响。因此，在使用能量发生装置时，必须要考虑使用将组织脏器的损伤降至最低限度的方法。

虽说目前引进的安全装置使操作时的安全性得到提升，但其根本原理与以往一样并没有改变。即使用的频率越来越高，也是越容易发生组织损伤的能量装置。有很多因使用电刀而引起并发症的报道。

●发生热损伤风险的机制（图5-3）

1. 由于使用电刀而引起的侧方损伤

电流总是试图从电阻最低的组织中流出。

电阻低的组织，是指含水分更多的组织。即电流依次会按血液、神经、肌肉、脂肪、骨的顺序流动。

如果蓝色箭头代表的是电流，红色部分则是组织，那么通电后组织就会干燥，电阻就会上升。

电阻越高，电流也就越难以流通，进而流向侧方水分较多的组织，这就造成了对侧方组织的损伤。

2. 直接结合

发生这种情况的原因是除电极板以外仍有电流流过，电极在其他的具有传导性的器械、相距极近的金属设备，还有直接接触状态下被激活而发生的热损伤。

3. 电容耦合

是由被绝缘体隔开的导体之间产生的静电容量而引发出来的现象。例如，在金属的套管针（Troca）中，插入轴杆已绝缘的钳子时，电流会通过金属的套管针（Troca）的介导传达到组织。静电容量即使是使用塑料的套管针（Troca）也无法完全防止。患者的组织本身也会产生静电容量。

电容耦合，例如，在腹腔内使用腹腔镜电刀，在电极与组织没有很好接触时，就可能会被激活。这时，在轴杆中就储存有电流，当储存到一定的容量时，就会从电刀的前端放电，或寻找到轴杆绝缘不好的地方，从那里放电。这就是电容耦合。

4. 绝缘不良

往往发生在活动电极的绝缘皮脱落时。绝缘部分脱落后，那里将会成为电流流动的新的路径。在电流集中的情况下，会引起严重的损伤。

5. 电极板接触不良

患者身体上贴附的金属部分就是电极板，如果电流绕开正常的回路，当旁路电流集中释放时，就会发生意外的烧伤。

普通的电极板面积为100~200cm^2，所以只要使用得当，是十分安全的。但是，当接触面积减少或接触皮肤不充分时，在电极板的一部分就会有电流集中的情况，这部分就可能引起热损伤。如果是在使用方法错误的情况下，电流就会集中到预想不到的地方导致热损伤的发生。例如，患者电极板的一部分附着了消毒液或生理盐水等，电流就会集中在那里，贴着电极板的皮肤就会受到热灼伤。由于手术的视野有限，有时也会在视野之外发生这样的事故。

图 5-3 热损伤风险发生的机制

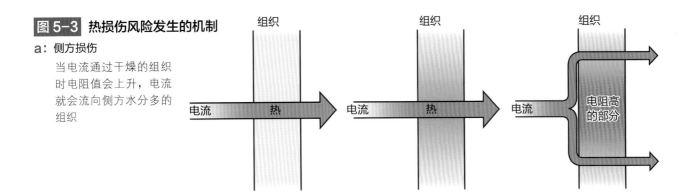

a：侧方损伤

当电流通过干燥的组织时电阻值会上升，电流就会流向侧方水分多的组织

b：直接结合

在电极板之外会有电流流出，这是造成热损伤的原因

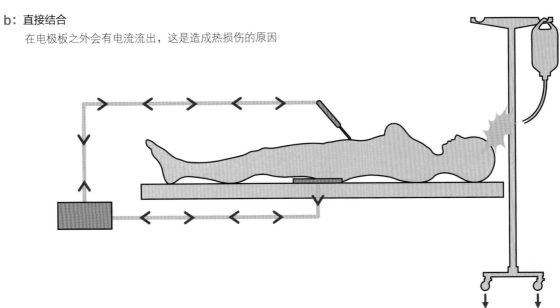

c：电容耦合

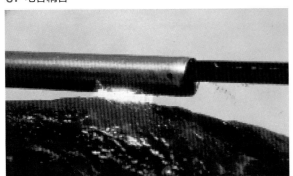

d：绝缘不良

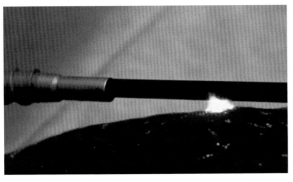

e：设置电极板接触不良

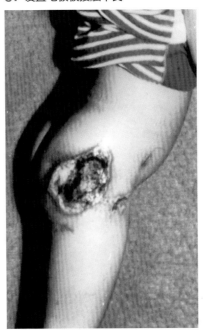

双极

使用高频电流装置进行手术操作的优点，是指其封闭血管的能力很强。将要切除的部分夹在双极电凝钳的前端，当在钳夹的组织之间流过高频电流时，组织就会因电阻而发生热量，从而使钳夹组织的温度升高。其结果，就会使蛋白质发生变性，导致血管被堵塞。

但是，因为温度上升到100℃左右就会停下来，所以不会切断。但在这种状态下，如果是让刀尖滑向组织，就可以不出血而直接切断。因此，双极器械具有牢固的能够封闭血管的优点，也有"电流通过"→"切开"这两种操作。

●常规的使用双极的窍门（图5-4）

即便是在干燥的场合，组织紧张的状态下，钳夹的部分也会变薄，因此也更容易通电。为此，术者左手的钳子夹持住目标组织，充分向对侧牵引就显得非常重要。例如，由于卵巢悬韧带等组织较粗，通电时仅有表层一层会被凝固，韧带芯部没有彻底凝固而保留原有的状态，切开时就会出血。通过牵拉使其伸展，让组织变薄，这样才能够使中心的组织容易被凝结。较厚的组织必须要分多次进行反复凝固后，再切断。

必要的通电时间的标准，就是看到在通电中组织内的水分会沸腾而产生气泡。如果泡沫渐渐减少，就可以判断为干燥的状态。

钳嘴的上和下均配置有 +- 电极，由于电流会向电阻较低的部位逃逸，因而随着组织的干燥，热量会向外侧扩散。

图 5-4 双极

a：双极的断面图

血管／组织

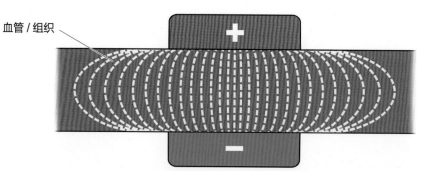

b：双极的侧方损伤

双极只以焦耳热的形式作用于组织，与单极相比温度较低，但是组织的温度上升，进一步干燥时电流就会流向电阻较低的侧方。对侧方的热损伤和如何控制温度是一个重要研究的课题

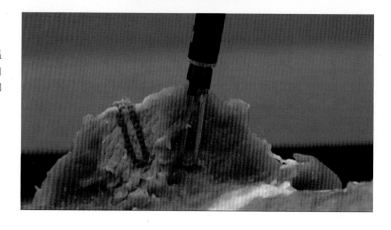

超声波切开装置

凝固切开的机制

机制是通过振动子而产生的热量使组织凝固切开，这个原理与电流造成分流而产生热损伤等无关。另外，由于超声波切开产生的热量比电刀的要更低，因此对组织的损伤就较少。

采用超声波振动设备的优点，是通过一个操作就可以封闭血管，直至切开离断。其原理是通过使用被称作探头的振动臂和另一个金属臂夹住组织，产生强有力的超声波，使探头高速振动。其摩擦热使组织的温度上升导致蛋白质变性，若局部温度达到 200℃左右组织就会崩解，进而就会被切断。不只是能够切断，还有封闭血管的效果。不过，其封闭血管的能力还是不如高频电流能量设备。

由于电流不通过组织，仅靠低温的摩擦热而产生作用，因此在 100℃左右时组织侧方周围发生的热损伤也会降到最低。

> ● 超声波切割设备的特性
> · 根据超声波振动所产生的摩擦进行凝固、切开。
> · 电流不流过组织，所以不会产生因通过电流引起的热扩散。
> · 当以切断为主要功能使用时，对钳夹的组织施力并激活 2~3s 切断，此时刀头的温度就不会上升的很高。

各个相关企业设备的特征

● 爱惜康 HARMONIC ACE（ETHICON）

我们通常所说的封闭血管都是指封闭直径在 5mm 以下的血管，但爱惜康是一种能封闭 7mm 以下血管的第一个超声波手术器械（图 5-5）。

图 5-5 HARMONIC ACE

手柄的转向设计呈圆形，操作
起来更加容易

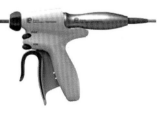

●科惠 Sonicision（COVIDIEN）

是一种带有由电池驱动的手术器械，无导线连接，操作简单，可以减轻术者的压力。还可以进行快速的设定转换。由于 1 个按键能够输出 2 个模式，因此能够让术者将注意力集中在术野（**图 5-6**）。

●奥林巴斯 SonoSurg（OLYMPUS）

可重复使用的超音波切割装置（**图 5-7**）。

使用方法

以切开为主要使用功能时，牵引拟切开的组织使之紧张并伸展、钳夹组织。

以止血为主要使用功能时，则在目标组织松缓的状态下，进行钳夹。

常常要以能看见振动（振动子）的状态下激活才比较安全。

图 5-6 Sonicision
由电池驱动、无导线连接超声刀

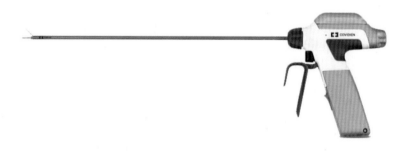

图 5-7 SonoSurg
可重复使用的超声波切开装置

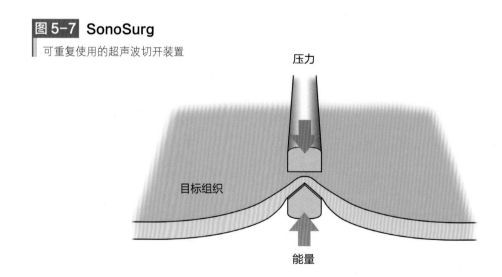

压力

目标组织

能量

注意事项 & 技巧

- 当以止血为目的时，不施加张力而长时间后激活，刀头的温度就会上升。在空打的情况下（未钳夹组织）也会发生相同的情况。所以这种场合就必须要用水进行冷却处理。实际上，作者发生过当长时间激活刀头后碰到周围的组织时，一下子发生热灼伤的经历。因此，刚长时间激活使用后一定要注意防止刀头接触到周围的组织。
- 空泡现象（液体在流动中由于压力差在短时间内会有泡沫产生和泡沫消失的物理现象。如果突然产生空泡，爆裂时产生很强的能量，这会对组织有破坏性）：如果出现所说的这种现象，也需要注意副损伤的发生。
- 最重要的是不能让激活状态的刀头和其他的金属物质（止血钳、金属夹、装订器、开腹器等）相接触。因为这会对组织造成意想不到的损伤或会造成曲轴及刀头等器械的损坏。

智能双极系统（血管闭合系统）

在腹腔镜手术中，切断组织时防止出血是尤为重要的。一旦有出血发生，与开腹手术相比，腹腔镜下止血处理会更困难。因此，为了防止出血，专门开发出了仅用一个设备就能闭合血管和切断组织的装置，并已被广泛地使用。

该装置通过使组织处于高温，促使蛋白质变性，进而使血管壁之间相互黏结并封闭，然后进行切断。这可以说是改善了电能控制的高质量的双极系统。具有既可实现血管壁的融合、一体化可靠地永久性闭合，又有少气雾，在镜下也能保持良好视野，并且热扩散相对少等优点。目前有很多先进的双极系统正在被开发，让人有百花齐放的感觉。

● 科惠 LigaSure™（COVIDIEN）

准确闭合直径 7mm 的血管，一次闭合需要的时间平均约为 4s，向侧方组织热量扩散的宽度为 1~1.5mm（2mm 以下），刀头外的表面温度未满 60℃（**图 5-8**）。

图 5-8 LigaSure™

自动调整与组织匹配的输出，完成闭合后，自动停止

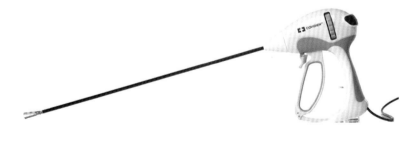

●爱惜康（ENSEAL）

为正负电极交互配置，根据埋在前部刀头中的导电性聚合物材料，来控制局部通电，并使刀头内部的温度在 100° 以下。还能够将向侧方流出的电流限制在刀头内部，将侧方损伤控制在最小范围内。可闭合 7mm 以内的血管及组织等**（图 5-9）**。

● PK 系统（Gyrus/ 奥林巴斯）

利用组织的电阻来控制输出功率，在非通电时通过对组织和刀头进行冷却，来防止组织黏附或碳化。闭合血管也可达到 7mm**（图 5-10a、b）**。

●百克钳（BiClamp）(爱尔特）

只有这个器械是可重复使用的，具有价格便宜的优点。当然，除了刀头以外，前方的支点部分也会产生热，因此在狭窄的术野空间里又需要在放大的视野中使用，这点必须要加以注意。还有要小心的是，这个支点部分有时会在不知不觉中碰到视野外的，在目标附近的组织，会发生热损伤，因此要格外注意**（图 5-11a、b）**。

图 5-9 ENSEAL

相比于**图 5-4b** 的双极，引起的向侧方的热扩散停留在了较小的范围内

a

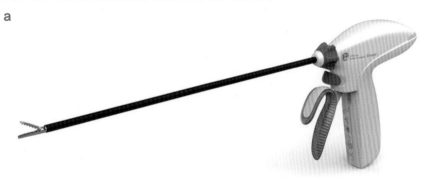

b: 超声波切割装置的热扩散

c: 通过 ENSEAL 的限制

通过电极交互配置，使电流禁锢在刀头内部，从而将流向侧方的热量控制在最小范围内

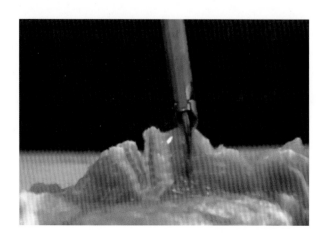

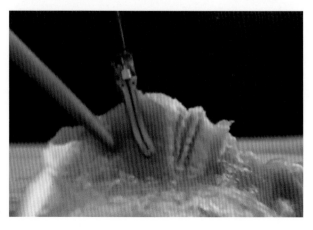

THUNDERBEAT（奥林巴斯）

　　这是世界上第一个将双极高频能量和超声波能量结合在一起的血管闭合、切开剥离装置。通过同时输出血管闭合，和具有较好的止血性能的双极高频能量，与良好的组织切开、剥离的超声波能量，在一个设备上可进行血管的闭合操作及快速地切开 / 剥离组织的操作。完成了在短时间内既不出血又可切开、离断组织的操作。

　　兼具双极装置的止血性能和超声刀的切割功能，一次操作，不仅能对 7mm 粗的血管完成止血，同时还能切断剥离组织（**图 5-12**）。

图 5-10 PK 系统

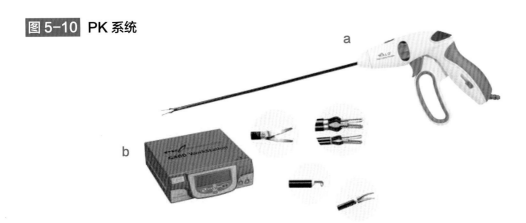

图 5-11 百克钳（Biclamp）

可重复使用的血管闭合系统

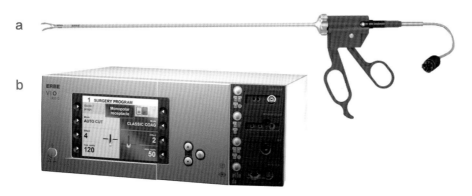

图 5-12 THUNDERBEAT

这是一种以高频输出的智能双极与超声波切割功能相组合的切割装置，切割速度很快

a： THUNDERBEAT 5mm，手柄 TB-0535PC　　　　**b：** 插入组织刀头部前端

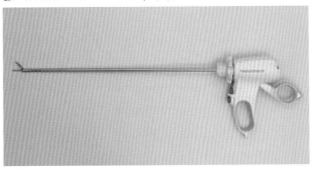
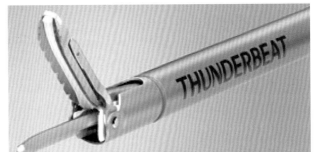

激光手术刀

与电刀使用的高频电流产生的热作用不同，激光手术刀是利用让通过（电磁波）集中所产生的热来作用。使用激光手术刀切开组织的特点是，切口愈合相对较快，出血相对较少。与电刀相比，凝固层较薄，故而止血性能差但创伤愈合快。与电刀相比，激光刀侵袭性低，在精细处理方面更出色。另外，激光手术刀在止血、凝固之外，还有作为治疗效果的蒸散（用途：在不接触的情况下，可以去除肿瘤、管腔脏器的狭窄等的较大体积的病变），溶着（用途：使骨胶原热溶化让组织接合）作用。有 CO_2 激光、KTP：YAG 激光、Nd：YAG 激光等种类，凝固能达到的深度、向周围组织的热扩散等也各不相同，因此必须要根据使用的目的来选择使用的种类。

氩光波电凝剂（氩光束）（ABC）

是一边喷射具有传导性的氩气，一边对作为目标的出血源使用非接触式而进行广泛且细微的血管止血的能量装置。将氩气吹向患部，并使此处通过高频电流，激发氩气离子化而变得容易导电并使放电稳定化，引起由高频电流产生的焦耳热而发生凝固。

利用少量的电就可以发挥出作为手术刀的效果。另外，该气流可以排除组织表面的血液，因此能够有效地进行组织的止血。

虽然基本上是与电刀同样的单极电凝装置（单极），但由于不与组织接触、具有烧痂层较浅而不到深处、无碳化等特征。所以可以应用于较脆弱敏感的组织。

另外，还有支持内镜和腹腔镜的相应探头，开始时应用于外科、泌尿科、妇科等，现在它应用于各个领域的手术中。在使用"ABC"时，要很好地理解凝固的特点，恰当地使用是非常重要的。

吸引注水器

目前正在销售的种类很多，有一次性的、可重复使用的。作者使用最多的是单极电钩附带棒，既注水吸引器（Probe plus：乙二醇醚终末产物）（图5-13）。

吸引器可以做钝性剥离用，单极还可以做锐性剥离，这样就可以不用来回更换器械而交互进行使用。此外，还可以通过吸引器或者电钩抓住或牵引组织，这样可以减少相关器械的进出等。单极电钩还可以一键式收纳，非常方便。

当重要脏器，例如做腹主动脉、腔静脉间的淋巴结廓清术，或必须要在狭窄的地方去凝固切开、组织等操作的时候，浮动的刀尖有可能会损伤邻近脏器。这时候还可将组织拉入吸引器内再通电，作为外筒的吸入器可以起到一种保护作用。

在切除卵巢子宫内膜异位囊肿时，首先要冲水以明确出血点，然后就直接通过单极电钩或助手的针状双极实现精确的止血。在瞬间通电后立即用水冲洗，可以使组织冷却下来，把热能对正常组织的损伤控制在最小范围内。

另外，当展开后腹膜时，一边间断地吸引，一边同时进行剥离（Suction dissection）而让脂肪组织分离。这样一些小血管就会浮现出来，这时可以根据需要不必更换器械而将其凝固切断。

电动旋切器：电动式组织粉碎去除装置

是用管状的刀头，从小的切开部分开始逐步将内部的组织切成细条、取出标本的装置。在妇科领域，主要用于腹腔镜下子宫肌瘤摘除术（LM）及子宫次全切除术的标本的回收。作者等几乎在所有的手术病例中都行经阴道回收标本，实际使用它的时候很少，但是许多术者都使用旋切器进行标本回收。

伴随着腹腔镜手术适应范围的扩大，10cm 左右的大肌瘤也成了 LM 的对象，而且手术方法也从使用小切口的 LAM 过渡到了 LM。因此使用旋切器的频率也在增加。旋切器有一次性的（爱惜康）和可重复使用的（KARL STORZ）卡尔斯托斯。

由于这个设备会使粉碎的标本组织碎屑弥散，因此只以良性疾病手术作为使用的对象，不能用于恶性肿瘤，所以在术前有必要尽可能地明确诊断。但，目前的问题是术前临床检查并不能完全排除恶性肿瘤。每 350 例中就会有 1 例肉瘤被报道出来。

图 5-13 吸引注水器

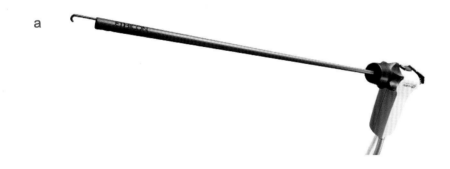

a

b：吸引注入阀门
　单极开关和吸引、注入按钮的配置

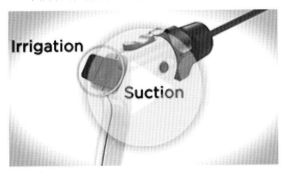

c：手柄

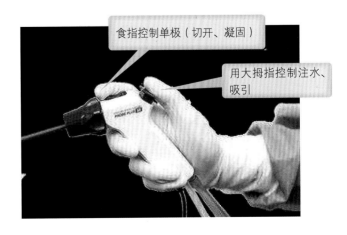

食指控制单极（切开、凝固）

用大拇指控制注水、吸引

另外，由于使用方法的错误，会对大血管、肠道、尿道等造成损伤。也有报道发生了致命性的脏器损伤，所以一定要从基本上把握正确的使用方法。

作为使用方法要确保有足够的视野，一边时刻确认切开的对象与管状的刀头要在监测视线内，一边进行旋切粉碎。往往管状刀头前端会潜入到标本中，出现看不见的情况，这时可根据调整旋切器的方向和通过助手的钳子来调整标本的位置使之出现在视野监控范围内。前端刀头尽量靠近腹壁使用会比较安全。管状刀头的前端应控制在距腹壁 3cm 以上。

美国强生公司（J&J）曾于 2014 年 4 月 29 日宣布，由于担心该装置会有可能使极少发生的肉瘤进一步扩散，宣布将暂时停止销售该设备。这是根据于 2014 年 4 月 17 日美国食品药品监督管理局（FDA）的咨询委员会的警告而做出的决定。咨询委员会以存在有使隐匿的恶性肿瘤扩散的风险为由，劝告医生在做子宫肌瘤切除时不要使用该装置。

据 FDA 介绍，在接受子宫肌瘤摘除手术的 350 名女性中，就有 1 人为尚未确诊的子宫肉瘤。但是，就肌瘤摘除术本身而言即使进行开腹手术也不能避免会有肿瘤扩散的风险，如果因噎废食，劝说 20~30 岁的肌瘤患者全部都接受开腹子宫肌瘤切除手术也是不现实的。在笔者所在的机构的数据中，在 1994—2013 年的 20 年内，诊断平滑肌瘤（Leiomyoma）的病例有 8230 例，其中术前诊断困难的平滑肌肉瘤（Leiomyosarcoma）有 9 例，相当于 900 例中有 1 例。这当中的 6 例是通过术前 MRI 等疑诊的，术前不考虑恶性的只有 3 例，相当于在 2700 例中才有 1 例。

也许只有在充分的知情同意基础上将 LM 作为选择项中的一项去交代好，术者及团队才会安心吧。今后可能会将回收作为 "NOSE"（Normal orifice specimen extraction，经自然腔道标本取出）考虑，经阴道路径取出或许会成为可选择的一个方法。

自动缝合器（吻合器、闭合器），金属夹子，缝合结扎

在消化外科领域，切割离断和重建要经常使用吻合装置。但在妇科领域，多使用在 LAVH 中切断附件韧带时，目前似乎也不怎么被用了。

作者在开始做腹腔镜手术的最初期，曾经遇到过与吻合器相关的肠梗阻。从 1998 年以后，除切割离断肠管以外就不使用了。

使用夹子多在处理血管或者淋巴结时。虽然有金属的和树脂的，但如果是放置金属夹，那么在其附近使用能量设备时就必须注意，防止通过夹子介导而引起热损伤。

止血和重建时缝合结扎是最有效的方法。尽管是难度较高的腹腔镜操作，但为了进一步扩大腹腔镜手术的适应证，缝合技术是必须过关的，而且作为处理并发症的应对方法也是非常有用的，是必须掌握的技术。有时可能会遇到难以用血管闭合系统来处理的出血，在这种惊险情况下，很多是通过缝合止血来处理的。

理解并掌握能源装置的特性

近年来随着腹腔镜手术的普及，手术例数也在不断增加。另一方面，同时也有很多腹腔镜手术并发症的报道。为了在腹腔镜下这种困难的操作环境中安全、可靠地进行手术，术者技术的提高是非常重要的。

同时必须理解并熟练地使用腹腔镜及器械、特别是要在充分地掌握能量设备的特性后再使用。

希望能够经常收集关于新开发设备的相关信息。另外，知晓从很早以前就开始使用的设备、特别是广泛使用的在每一次手术中频繁登场的单极电刀的工作原理，对于预防并发症来说显得极为重要。

■文献

[1] 浅田弘法，水澤友利，内田　浩ほか：腹腔鏡合併症防止のポイント：腹腔内操作機器の使用法—電気メス・ハーモニックスカルペル・モルセレーター・レーザー . 産婦人科の実際 2005；54：85-92.

[2] Milad MP, Sokol E：Laparoscopic Morcellator-Related Injuries. The Journal of the American Association of Gynecologic Laparoscopists 2003；10（3）：383-385.

[3] Johnson & Johnson Suspends Sale of Device Used in Fibroid Surgery Move Involving Power Morcellators Comes Amid Concerns Over Cancer Risk.Updated April 29, 2014 10:28 p.m. THE WALL STREET JOURNAL.

第6章
缝合、打结法

第6章 缝合、打结法

倉敷成人病センタ–婦人科

金尾祐之　　安藤正明

手术技巧的特征和战略

● 由于腹腔镜手术缺少景深感觉、钳子的运动受限等原因，与开腹手术相比，可实施的手技受到了一定的限制。这其中最重要的就是体腔内缝合、打结。

● 在开腹手术中缝合、结扎技术是在学习手术前必须掌握的最基本的手术技巧。然而，在腹腔镜手术中，体腔内的缝合、打结技术被认为是难度极高的技术，现实中，甚为流行只有学会了这一技术，才能被认为是腹腔镜手术的专家。

● 不言而喻，腹腔镜下缝合、结扎与开腹手术相同，都是进行手术的基本手法之一，在进行腹腔镜手术时，我认为这是首先必须应该掌握的技术。

● 本章将重点解说"顺畅、准确地进行腹腔镜下缝合、打结的技巧"。另外，腹腔镜下缝合、打结有体腔内、体腔外两种方法，这次仅对体腔内缝合、结扎进行解说。还有，套管针（Troca）的配置是选择在脐部进入镜子，在左右下腹部和下腹部正中的3处配置改良式菱形法的操作钳子端口（**图6-1**）。

体腔内缝合的窍门

体腔内缝合是"以正确的角度握住针"，使"持针器以圆周运动旋转"的方式完成缝合。

图6-1 改良式菱形法端口配置

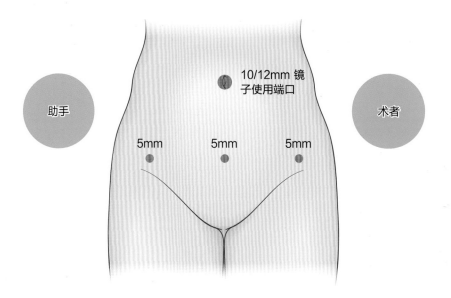

10/12mm 镜子使用端口

助手　　术者

5mm　　5mm　　5mm

让持针器以圆周运动旋转，无须特殊的窍门，谁都可以完成。而非要诀窍的话，作者总结为："双肩放松、配合针的弯曲，使持针器以手腕的动作为中心旋转"。

注意事项 & 技巧	**圆周运动的必要性** ●沿着针的弯曲度做圆周运动，在大多数情况下都可以无阻力地完成运针。如果你觉得运针需要力量的时候，很多情况下都包含着"是在直线移动针所需要的力量"。

体腔内缝合的难点就是："如何以正确的角度运用持针器夹持针。"

正确的角度是什么

一般认为针与持针器成直角来夹持针才是正确的。然而，在实际的临床操作中，比起直角的情况，以钝角的方式夹持针更容易顺利地运针（**图 6-2**）。

注意事项 & 技巧	●重点要注意的是持针器和针的角度一定不要变成锐角。变成锐角的情况下，首先就不可能正确地运针。 ●当针和持针器的角度无法判断的情况下，可以用持针器先夹持住针后，试着在空中调整，看看针是否会成圆弧旋转。

为了用正确的角度夹持住针

基本是用辅助钳子轻轻握住针的前端（距离针前端 1/3 左右的位置），用持针器拉住线，让针旋转，调整好角度。调整好角度的同时，用持针器握住针，作者认为用持针器夹持针的位置从前端开始 2/3 左右的位置是最容易运针操作。

这里最重要的一点就是辅助钳子拿针时的力度掌握（为了让针顺畅地旋转，辅助钳子要用那种前端较尖锐的分离钳才容易完成操作）。

钳子夹持针的力量太大则针无法旋转，力量太小则针又不稳，旋转不好。

为了自如地掌握好这个力度只有靠练习。由于针就像是舞者一样在旋转，所以笔者等人将这个动作命名为跳舞的针的培训（Dancing needle training），并在学会等进行了报道。

图 6-2 **针的角度**

a：针与持针器成直角夹持   b：针与持针器成钝角夹持

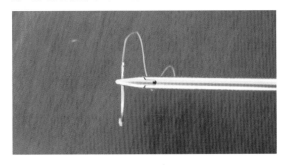
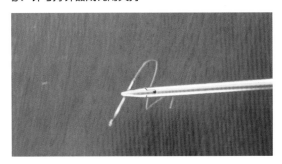

实际的缝合操作

●基本的缝合技巧

步骤1（图6-3）：用持针器夹住线使针悬浮在空中。

步骤2（图6-4）：用辅助钳子轻轻握住针的前端1/3（使用像分离钳一样的前端较尖锐的钳子容易转动针）。

步骤3（图6-5）：用持针器拉住线，将针调整到正确的角度（与持针器成直角的角度）。

步骤4（图6-6）：用持针器夹住针的前端大约2/3的位置。

步骤5（图6-7）：旋转操作持针器，让针以与缝合组织成直角的方向刺入进行缝合，并使之配合针的弧度旋转、运针。

图 6-3 **用持针器夹住线使针悬浮在空中**

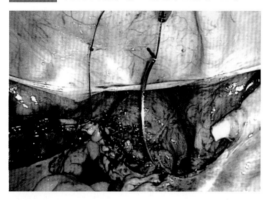

图 6-4 **用分离钳轻轻夹住针的前端**

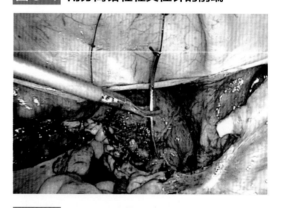

图 6-5 **用持针器拉住线，调整针的角度**

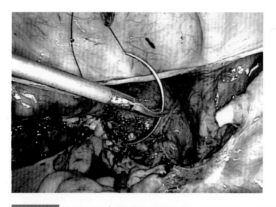

图 6-6 **用持针器夹持住针**

重点为夹住针的前端大约2/3的位置

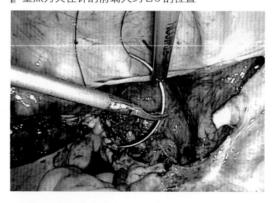

图 6-7 **让针以与组织成直角的方向进入，并使之配合针的圆弧旋转**

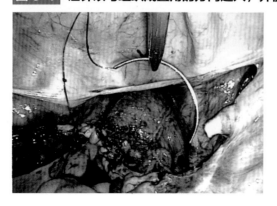

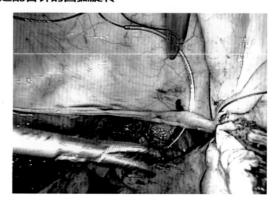

各种缝合方法的说明

在学习到基本的缝合手法之后，再通过以下手术技巧的学习，就会让腹腔镜下的缝合操作更加顺利、灵活。

连续缝合（图 6-8）

连续缝合是通过反复进行一次性的缝合操作（上述已讲解）步骤来完成的，不过只要稍微努力就能一下子缩短在连续缝合上所用的时间。

图 6-8 是通过连续缝合关闭腹膜的过程，用稍大一点的针（**图 6-8** 的缝合线为 CTX，针的大小为 48mm），缝合时针几乎不用动，通过反复进行让缝合对象（腹膜缝合时对象指的就是腹膜）挂在针上的操作（Move the ground），就可以一口气儿很快地缝合关闭好上腹膜的右半侧（15~20cm）。

图 6-8 **连续缝合的过程**
请注意在贯穿连续缝合的过程中，针的角度几乎一点也没有变化

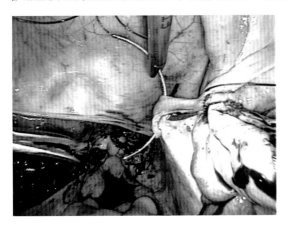
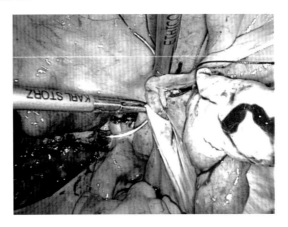
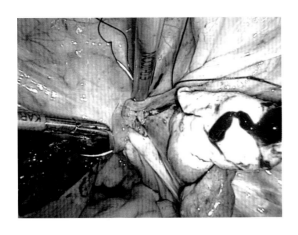
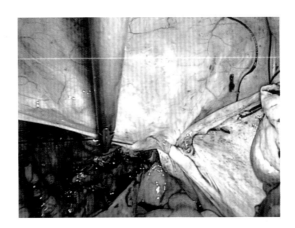

反针缝合（图6-9）

作者在菱形法的套管针（Troca）配置时，是站在患者的左侧进行手术。因此，在缝合左侧腹膜、缝合右侧主韧带等时，需要反向运针缝合。反向运针缝合的基本操作与顺向运针缝合相同，但是在反向运针缝合的情况下，运针的动作很容易进入直线运动，要在进针上花费很大的力量，而且在运针过程中针会从持针器上掉下来，或者在意想不到的地方贯穿出来。因此，反向运针缝合的要领是要意识到在顺向运针缝合的基础之上的针的圆弧运动（缝合时翻手腕儿的动作）。

体腔内打结的要领

在腹腔镜下打结的理论中，C-loop法被称为是"金标准"并广为普及使用。

●什么是C-loop法

如**图6-10**所示，以左右的钳子成为交替更换打结的轴，再通过分别进行线的抽取来完成方结（后述）的操作。

但是在盆腔深处进行的妇科手术中，C-loop法很难进行。其理由有以下几点。

> **●妇科手术中C-loop法应用困难的几点**
> （1）由于结扎的钳轴需要左右互换，则必须要有较宽广的工作空间（Working Room）。
> （2）基本上左右的钳子同时需要当作持针器来操作。因此，在打结操作之前，需要更换钳子。
> （3）这个方法中的操作平面（Working plane），相对于躯干来说形成的是水平面，但在盆腔深部手术时很难保持水平面。
> （4）原本完成C-loop法（或者是反C-loop法）就是比较难的。

在这样的情况下，作者构建了自己独特的打结理论。其要领只有一点："将长线的一端与结扎轴（持针器）平行。"

在实际手术中使用这个理论，要让钳子的动作尽量简单才容易操作。作者通过在TLH（全腹腔镜下全子宫切除术）手术时的结扎子宫动脉的照片来说明打结理论。

图6-9 反向缝合时运针的状态
必须要强烈地意识到针的圆弧运动

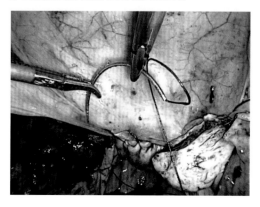
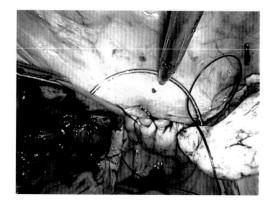

图 6-10 C-loop 法

让左右钳子成为交替更换打结的轴，通过分别进行线的抽取来打出方结

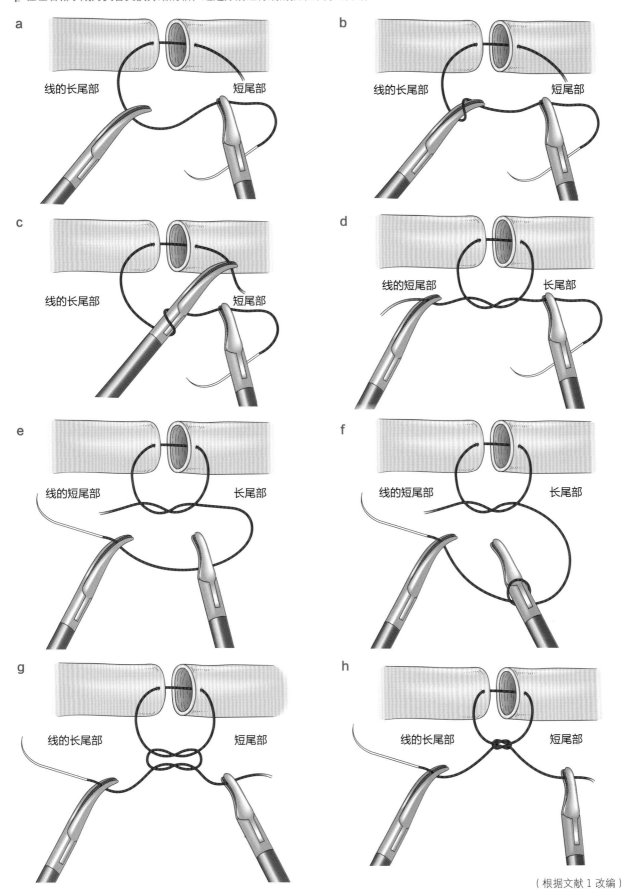

●用持针器把线的（圈）顶点拉起来（图6-11）

这里重要的是要充分认识到，能够用于打结操作的线的长度是从线的顶点（★）开始到辅助钳子的地方（■）为止。

●从★到■为止与作为打结的轴是与持针器呈平行状态（图6-12）

像这样将长尾部的线与持针器（打结的轴）相平行，就可以很容易地将线缠绕起来。

●将线缠绕在持针器（打结的轴）上（图6-13）

这幅图采用的是沿着轴从下方缠绕（Under wrap）的方法，实际上沿着轴从上方缠绕（Over wrap）的方法也更容易操作。

●来取线的短尾部分打结（图6-14）

通过在实际手术中进行打结的尝试来看，在盆腔深部等操作空间狭小的情况下，这种打结方法是非常切实有用的。操作的重点就是将下线拉出来一部分。

这个打结法由于长尾部的线将成为"P"形（C-loop立起来的样子），因此作者将其命名为P-loop法。

图 6-11 用持针器将线提起固定好（竖起线）

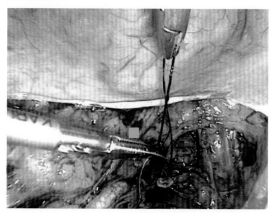

图 6-12 线和持针器（打结的轴）呈平行状态

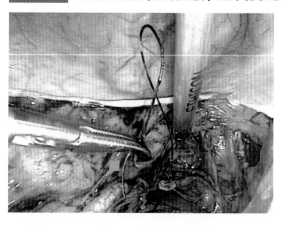

图 6-13 Under wrap中沿着轴从下方将线缠绕在持针器上

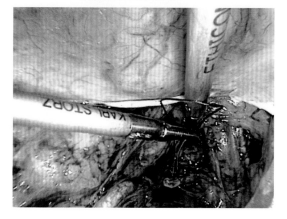

图 6-14 用持针器握住线的短尾部拉紧，完成打结

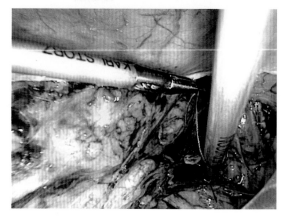

● **P-loop 法的优点**

（1）打结理论、钳子的动向与 C-loop 法相比，非常简单、容易理解。

（2）与 C-loop 法相比，非常适用于操作空间很狭窄，而且工作平面（Working plane）垂直于身体躯干及盆腔深部的手术。

（3）由于是用持针器和分离钳进行组合来打结，在结扎操作之前没有必要再更换钳子。

（4）打结的轴线理论无论在哪个方法的套管针（Troca）配置中都可以使用。

图 6-15 显示正在用从右下腹部套管针（Troca）进入的持针器在打结轴上进行操作的状态。

即使打结轴的位置在变化，但是也可以使用相同的动作来完成打结。

图 6-15 从右腹部进入的持针器打结的状态

这种情况下，只要长尾部的线能够平行于打结的轴（持针器），结扎就可以完成。

a：将长尾部的线摆成与持针器平行的状态

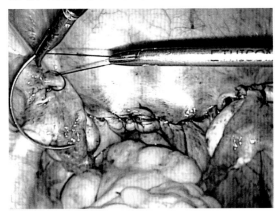

b：Over wrap 沿着轴从上方缠绕

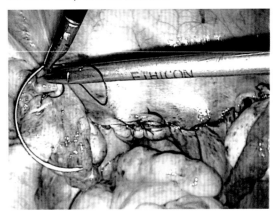

c：打结结束

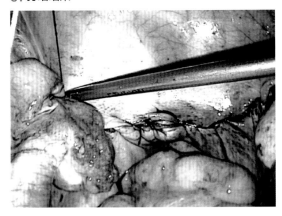

各种结扎方法的解说

方结

也叫作力量结。是在相反方向的一次性打结（Opposite half knot）的组合。这是在腹腔镜下打结应用最广泛的方法。如前所述，在 C-loop 法中，结扎的轴左右更替，通过分别进行线沿着轴从上方缠绕形成方结；而在 P-loop 法中，则把结扎的轴设为固定（通常为右手），并通过沿着轴的上下缠绕线来完成方结。

祖母结

又称为外平行结。这是在同一方向上的一次性打结（Identical half knot）的组合。如上文所述，因为沿着轴从下方缠绕线，对于初学者来说，较难完成这个操作（线圈容易从结扎轴上挣脱。），最好沿着轴从上方缠绕线完成打结作为开始，同样动作操作两次完成外平行结会比较容易些。不过，如果打结松散的话，则难以转换至下面要说明的滑结（Slip knot）。

滑结

基本上是与方结完全相同的打结方式。追加了在滑动结之前解锁的操作。滑结的实际操作方法请参照**图 6-16**。对于结扎点施加紧张力，在容易松弛的情况（例如肌瘤摘除术后的缝合等）下是很有用的方法。

外科结

所谓的外科结，是由第一次缠绕两回的一次性结（Double half knot），接着加上方结的三次结构成的。由于比方结和祖母结更牢固，所以临床上经常使用，但 Double half knot 操作起来也是比较困难的。

制作 Double half knot 的要领是将**图 6-11** 的循环（从 ★ 开始到 ■ ）紧密地与轴平行，并且线一定要留稍长一些。

上述 4 种结是基本的线的打结方法，必须要首先学会。在学习了这些最基本的打结方法之后，才能继续学习作为连续缝合终点的打结方法，如非常有用的亚伯丁结。

亚伯丁结（Aberdeen kont）

　　由于亚伯丁结是连续缝合到终点的打结，通常是把最后的缝线形成的环看作线的短尾部，如果按照寻常的体内打结法进行，则很容易松弛。因此，这时作为自锁式结的亚伯丁结就派上用场了。

　　亚伯丁结的操作方法请参照**图 6-17**。有研究说，亚伯丁结与普通的方结相比，结的体积减小了 32%~56%，结的牢固能力上升了 24%，证明了这种打结方法的实用性。

图 6-16 滑结

虽然是与方结相同的结扎法，但是在推动使结滑动之前，要使线的长尾端呈直线状，然后对结进行推进解锁。

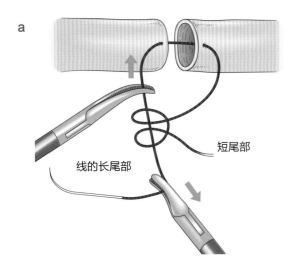

a

短尾部

线的长尾部

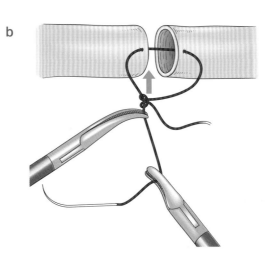

b

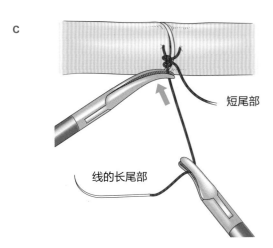

c

短尾部

线的长尾部

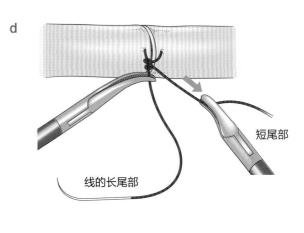

d

短尾部

线的长尾部

（根据文献 1 改编）

图 6-17 亚伯丁结原法

亚伯丁结原法②的线拉入形成的环是第 1 个环 (b 的操作是 1 次), 为防止结松动, 编织又形成 2 个环 (a→b→a→b→c→d→e→f), 即单股线形成 4 个环, 在有的教科书中这样建议过。

a: 连续缝合的终点

缝线形成的环上的线①和带针侧的同一条线②的组合

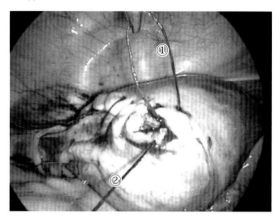

b: 在①线形成的环中引入②线, 再形成②的环

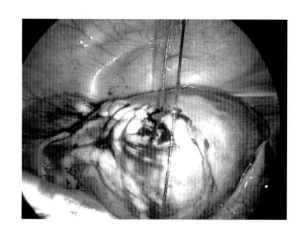

c、d: 在②的环中将针穿过去

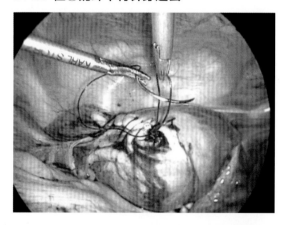

e、f: 把针侧 (②的线) 拉直, 使打结推进

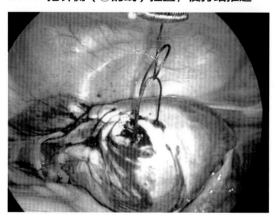

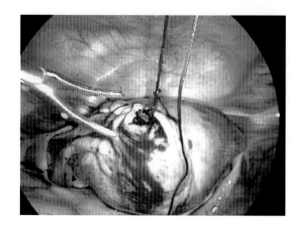

把缝合针送入腹腔的方法

作者在腹腔内使用的缝合针基本是中针。

如果使小的针（针的大小是 40mm 以内），那么可以直接从 10/12mm 套管针（Troca）内将针送入腹腔。但在 10/12mm 的套管针（Troca）不能插入大针的情况下，用以下两种方法可以将缝合针带入腹腔内。

抽出5mm的套管针（Troca），握住线从5mm的套管针（Troca）的孔中插入缝合针

要想顺利地将针带入，最重要的是一开始要将套管针（Troca）垂直于腹壁置入。

穿过腹壁，插入针（图6-18）

为了避开下腹壁侧方的血管，需要从下腹部正中插入针。如果一定要从正中的位置向左右移动找插入点时，则必须要确认避开血管（透光实验），然后再将针插入。

图6-18 从腹壁插入针的情况

必须注意不要穿刺到下腹壁动静脉上

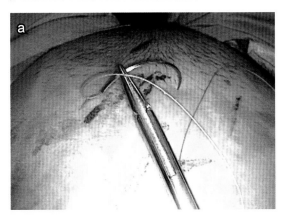
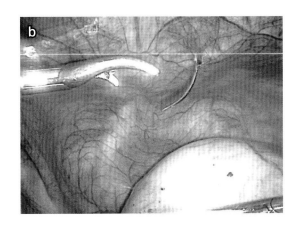
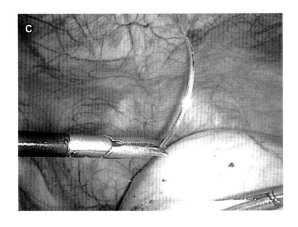

关于缝合线的选择

在妇科手术中，几乎所有情况下都使用由编织线合成的可吸收线（薇乔等），但在修复输尿管损伤、肠管损伤、血管损伤等情况时，就必须要选择最合适的缝合线。

关于什么样的组织对应使用哪种缝合线请参照专门的参考书介绍，在这里只就如何判断缝合线的种类和如何分类进行说明。

> ● 缝合线的分类
> （1）根据素材的分类：合成线还是非合成线（自然素材系列）。
> （2）根据形态分类：编织线（多股线）还是单丝线。
> （3）根据生物体内的变化分类：是可吸收线，还是非可吸收线。
> 可以通过这3个范畴来分类。然后通过它们的组合来决定线的性质（组织反应性、抗拉力、结节保持力、打结的难易度等）。

是合成线还是非合成线（自然素材线）

腹腔镜手术所使用的线几乎全部都是合成线。以丝线为代表的非合成线具有很强的组织反应性，丝线的强度也比合成线弱，因此可以认为在腹腔镜手术中中几乎不选择使用丝线。

是编织线（多股线），还是单丝线？

编织线柔软好操作，但是被血液浸湿了，就没有了线的"坚韧"了，因此打结操作会变得困难（线的长尾部和打结轴平行的步骤变得困难）。

从这一点看，单丝线更容易打结（线的长尾部容易与打结轴平行）。另外，由于单丝线通过组织的阻力较小，因此缝合时对组织的损伤也较小。例如在肠管和输尿管被损伤时，使用单丝线较多就是因为这一点。但是，单丝线的缺点是质硬、跳脱难以钳夹，打结的线结大、还容易松弛，虽然对伤口的损伤小，但是线的强度也低。而由于编织线的纱线网眼中容易进入细菌，阻止了巨噬细胞的吞噬作用，因此容易引起感染，所有在细菌感染会成为问题的部位推荐使用单丝线。但是，现在通过线表面涂层的改良、在线中添加抗菌药等，使编织线预防细菌感染的对策有了进步，因此在这些部位使用编织线的情况也在增加。

作者在腹腔镜下全子宫切除手术后的阴道断端缝合中，使用植入抗菌药物的编织线（薇乔）的理由就是这个。

表6-1 **缝合线一览表**

			抗张力残留比*	吸收时间
可吸收线	合成	编织线	聚乙烯醇宝胜（Polysorb） 80%（2周），30%（3周）	56~70 天
			薇乔（Vicry plus） 75%（2周），50%（3周），25%（4周）	56~70 天
			快薇乔（Vicry rapide） 50%（5天），0（2周）	42 天
			丙氨酸快胜（Coprosyn） 50%~60%（5天），20%-30%（10天）	56 天
			生物素百胜（BIOSYN） 75%（2周），40%（3周）	90~110 天
		单股线（单丝）	迈胜（Maxon） 75%（2周）；50%（4周）；25%（6周）	180 天
			单乔（着色）Monocryl 60%~70%（1周）30%~40%（2周）	91~119 天
			单乔（无着色） 50%~60%（1周）；20%~30%（2周）	91~119 天
			PDS Ⅱ普迪斯（3/0以上） 80%（2周），70%（4周）；60%（6后）	182~238 天
			PDS Ⅱ（4/0以下） 60%（2周）；40%（4周）；35%（6周）	182~238 天
非可吸收线	合成	编织线（多股线）	Surgidac、丁二烯泰龙（Ti Cron） Surgilon、乙炔、双聚龙	这些名词，有些是线的成分的化学名词，有些是厂家给线起的名字。需要比对
		单股线（单丝）	Surge pro；Ⅱ；bascufyl；Proline	
	非合成	编织线（多股线）	Soft silk、flexon、Surgical silk	
		单股线（单丝）	steel	

＊：抗张力残留比：将最初的线的抗张力设为100%，表现出的现在的线的张力。黑字是Johnson & Johnson（强生）的缝合线，其他为COVIDIEN（柯惠）的缝合线

是可吸收线，还是非可吸收线？

　　根据线的不同，能够维持张力的时间、吸收的时间都不同，要在充分理解其特性的基础上去使用。

　　表6-1 是科惠（COVIDIEN）、强生（Johnson & Johnson）的缝合线的一览表。我认为至少有必要弄清楚自己所使用的缝合线具有什么样的性质。

注意事项 & 技巧

腹腔镜下缝合、打结训练的要点

● 经常会有人提到"因为没有摄像系统，所以无法练习。用哪个摄像系统训练好呢？"这样的问题。腹腔镜手术确实是具有在二维空间操作手术的性质，不过没有必要去做适应和习惯二维空间的训练。就像任何人通过看电影或看电视都能够感觉到景深一样，从二维空间变换成三维空间，应该是很自然的，谁都可以进行的。腹腔镜手术的难点关键是在于镜下钳子的运动受限和操作的特殊性（例如活塞运动、杠杆运动等），训练通过直视下面的三维操作就足够了。
作者认为"在镜下进行手术的练习是不必非得有摄像头的"。

■文献

[1]　SZABO Zoltan：Laparoscopic suturing system with the SZABO-BERCI needle driver set. Verlag Endo-Press, Tuttlingen, 2004. available from KARL STORZ.

[2]　Peloso OA, Wilkinson LH：The chain stitch knot. Surgery, Gynecology and Obstetrics 1974；139：599-600.

[3]　Israelsson LA：Physical properties of self locking and conventional surgical knots. The European Journal of Surgery 1994；160：323-327.

第 7 章
设备介绍

第7章 设备介绍

東邦大学医療センター-大森病院産婦人科

森田峰人

战略

● 近年来，腹腔镜手术迅速发展的主要原因是因为围绕着腹腔镜手术相关器械的快速发展与开发。另外，与开腹手术相比，由于大量使用了能量供给设备，因此从预防并发症的角度来看，了解各种器械、装置的特性、能够安全使用就变得更加重要。

● 本章就如何进行安全的腹腔镜手术，所应用的代表性设备及其使用方法进行说明。

腹腔镜系统的基本构成

● **腹腔镜系统的基本构成**

（1）光学系统。

（2）确保支撑工作空间（Working space）的器材。

（3）能量供给设备。

（4）其他。

光学系统

是观察手术视野所必须要使用的机器种类，由镜体、摄像机、光源及显示器构成。镜子包括了由嵌入多个镜片的与装有玻璃纤维的硬性镜（光学视管）和在镜体的前端内置 CCD 照相机的电子内镜。

● **硬性镜（图 7-1）**

硬性镜有外径 3mm、5mm、10mm 的镜体。直径越大，光线越明亮，越能得到良好的视野。镜体前端与视轴的夹角分为 0° 直视型和斜视的 30°、45° 两种。通常情况下，视线轴和镜体的轴是相同的直视型，方向性容易把握、也容易操作，但是，在手术目标物大的病例或是重度粘连的病例、腹膜后操作的病例等，在术野中会出现死角，出现镜体与钳子相互干扰的情况。对于这种病例，要想死角少，容易保证操作空间的话，斜视镜很有效。不过，由于斜视镜的视轴与镜体轴偏离，因此必须要熟练掌握镜体的操作。

● **电子内镜（图 7-2）**

是由 CCD 相机和光导一体化组成的元件。内镜的前端有硬性类型和软性类型，外直径有 5mm 和 10mm。硬性类型又分为直视镜和斜视镜，软性类型其镜体的前端要求可弯曲，所以只能是直视镜。

●**摄像系统（图 7-3 ）**

摄像系统在光学系统中占有重要的地位。这是一种采用 CCD 将通过镜体获得的图像转换成电子信号的装置。根据内置 CCD 的数量，大致分为 1 个 CCD 和 3 个 CCD 形式。摄像机采用单板式（1CCD），即由 1 枚摄像元件记录，和采用光的三原色红、绿和蓝而分别准备 3 个 CCD 的三板式（3CCD）。

图 7-1 硬性镜（卡尔斯托斯）

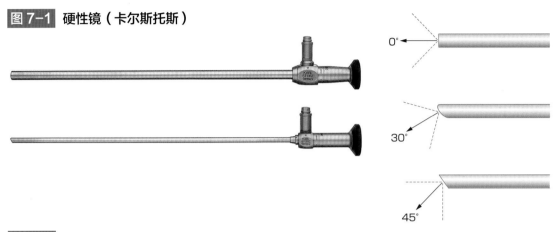

图 7-2 电子内镜（奥林巴斯）

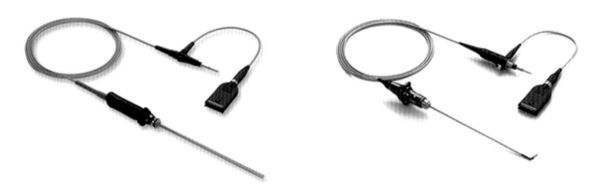

图 7-3 摄像系统（狼牌·卡尔斯托斯·史塞克）

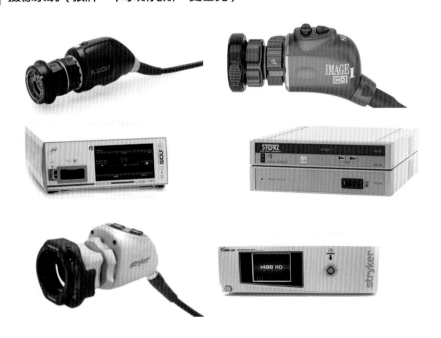

1枚摄像元件由3原色R（红色）/G（绿色）/B（蓝色）分工的元件构成，元件数量构成总像素数。相对于总像素数，R和B分别只有1/4，G只有1/2，因此通过差值运算，每个元件都能创造颜色。三板式（3CCD方式）是通过棱镜将入射光分解成三原色（R/G/B），再利用分别独立的CCD来感知每一束光。因此，一般来说，三板式更忠实于再现色彩，形成噪点少，生成逼真、高清晰度的影像。

●电子监视器

随着近年来光学系统设备的进步，能够对手术视野进行精细观察，1080p HDTV（高清电视）液晶显示器最近已广泛普及。如果配备有2台显示器，则术者和助手就可以一边看着各自的专用显示器，一边进行手术，这样也可以减少手术医生由于单看一个显示屏扭转身体而造成的不舒服姿势及由此而产生的身体疲劳。

●光源装置（图7-4）

适用于视频监控系统的疝气灯泡的高亮度装置（300W）是目前的主流。最新机型中，也有将LED代替氙气灯泡的产品。由于与摄像系统联动，大部分都配备有具备自动调节光亮的自动调光功能，在使用该功能时，摄像系统及光源装备必须是统一厂家的。

●图像记录装置

在图像记录中一般都使用DVD和录像带，但是随着记录装置的进步，也有将HD级别的图像及摄像存入硬盘中管理的系统。

确保操作空间的器材

由于腹腔镜是在封闭空间内进行的手术，因此必须要确保操作空间，作为维持空间的基本技术，就是将二氧化碳气体注入腹腔内的气腹法和不使用二氧化碳气体的腹壁悬吊法。

图 7-4 光源装置（氙气灯、LED）

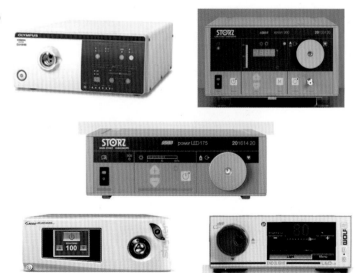

●气腹装置（图 7-5）

是指一边监测腹腔内压，一边自动地将二氧化碳气体注入腹腔内的装置。在腹腔镜手术中，由于多采用能量供给设备进行切割和止血等操作，由此会产生雾霾和烟雾，以及发生的排烟及冲洗、抽吸等操作。因此，为了保持良好的视野，维持气腹是非常关键的问题。

作为气腹装置的功能，要选择具备以下几点的装置：①高流量输送功能（20~40L/min）；②腹腔内压测定的维持管理装置；③排烟装置；④自动减压装置等。

●腹壁悬吊装置

适用于通过在皮下的钢丝将腹壁悬吊起来的皮下钢丝悬吊法和用腹腔内插入器械将整个腹壁托起的腹壁全层悬吊法。腹壁悬吊法的优点在于规避了气腹引起的弊端，但缺点是与气腹法相比，手术视野较差。

●套管针（Troca）（图 7-6）

是为了将腹腔镜的镜体和手术用的各种钳子类器械插入腹腔内的"存取"连接端口，尺寸从直径 2mm 的到直径 15mm 的大小都有。另外，大致分为封闭法使用、开放法使用、腹壁悬吊法使用等。还有，在封闭法使用的产品中，有前端附带有刀片的前置刀片套管针（Troca），以及前端是钝的，一边进入分开组织，一边到达腹腔内的非置入刀片套管针（Troca）。

图 7-5 气腹装置

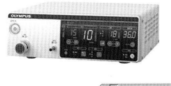
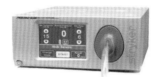
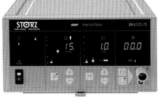

图 7-6 各种套管针（Troca）（非置入刀片）

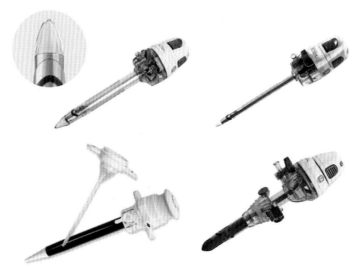

能量供给设备

在腹腔镜手术中，能量供给设备是进行切开、凝固、止血等手术操作所必备的能量设备。去了解各种设备的特性并掌握安全的使用方法，从预防并发症的角度来看是非常重要的。

●电刀

该产品是通过高频电流，对组织进行切开和凝固的设备，分为单极和双极。它们各有各的特性，而且根据使用的目的不同而必须区分应用。

1.单极

单极电刀在凝固、切开及混合凝切中，形成单极电极（电弧电极）、患者、电极板（返回电极）的回路。从与设备主机连接的单极电极开始向电极板通过高频电流，让电流向电极接触部位（机体组织）集中，进而产生生物热。

如果将手术刀尖电极和组织大面积紧密接触时，电流密度低，细胞会逐渐被加热。当达到70℃时，组织蛋白就会发生凝固。

单极电极的前端有各种各样的形状。有螺丝型、钩型、针型、分离钳型、剪刀型等，要根据用途区分使用（**图7-7**）。

2.双极

双极电极由于其本身具有活动电极和返回电极两方面的功能，因此只向被把持住的含在两个电极之间的组织通过电流，所以不需要电极板。由于电流只在两个电极片之间流动，周围组织不会被通电，因此安全性高且用途广泛。

根据止血的部位来区分使用不同尖端形状的双极。有镊子型、分离钳型、剪刀型等。

●超声波凝固切开设备（图7-8）

超声波凝固切开设备是利用超声波振动所产生能量来工作的手术装置，各公司均有上市产品。有HARMONIC、SonoSurg、Sonicision™等。Soncision™是其中唯一的无线型产品，由于没有连接导线缠绕的麻烦而提高了其操作性能。

图7-7 单极

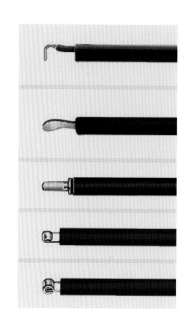

原理是主机（能量平台）产生的电能通过内置于超声刀手持机中的声换能器，将电能转换成超声波振动的机械能量，而这就是在超声刀手持机前端的刀片上变换为超声波振动的机械能量。并且，各家产品前端独特的刀片均有所不同，但在 45~55 kHz（HARMONIC 55.5 kHz，SonoSurg 47 kHz，Sonicision 55.0~56.0 kHz）的频率，在长轴方向以 50~100μm 的振幅上下振动。由此，产生对组织准确地切割与低温（约 100℃）凝固作用。

切开时振动的刀片在局部对组织进行超过弹性界限以上的反复的、机械性的切割，通过术者的手施加到刀片上的压力来控制切开的程度。

凝固是通过刀片的振动使蛋白质发生变性，产生黏附性强的胶原蛋白，从而使其周围蛋白质破碎、凝固毛细血管，使对大血管的缝合和溶接成为可能。此外，在达到 80~100℃时完成凝固。

本装置的优点是，可同时进行切开和凝固的操作，且止血的可靠性较高，可进行最小范围内的剥离。因此，较容易对狭窄和较深层部位的术野进行止血，切割操作，对组织的热损伤比电刀少，对周围组织的损伤也极小，不会产生烟雾等。但是，由于刀片的前端是接近 100℃的高温，因此如果不经意地接触到周围正常组织就可能会发生损伤，所以使用时要特别注意。

图 7-8 超声波凝固切开设备

a: HARMNOIC®

b: SonoSurg®

c: Sonicision™

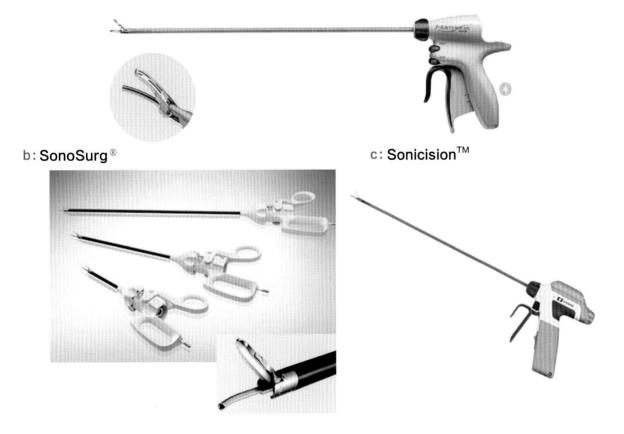

最近，将上述的双极高频电流和超声波凝固切开装置进行组合，让两者的能量能够同时并行输出的产品也被开发出来（THUNDERBEAT®）（图7-9），这个设备可以迅速地封闭血管或进行切开、分离操作。

●**血管闭合系统（图7-10）**

在通过计算机控制的双极系统中，测量组织的电阻值并自动调节双极的电流与电压，然后在自动调整组织温度的同时完成对组织的凝固和血管的闭合。处理子宫圆韧带、卵巢悬韧带、骨盆漏斗韧带、主韧带等韧带及血管封闭均成为可能。在这些设备中有 LigaSure™、ENSEAL®、BiClamp®3 种规格，前两者在前端含有内置刀片，可直接完成切割。

图7-9 THUNDERBEAT®

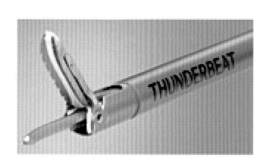
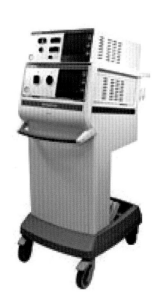

图7-10 血管闭合系统

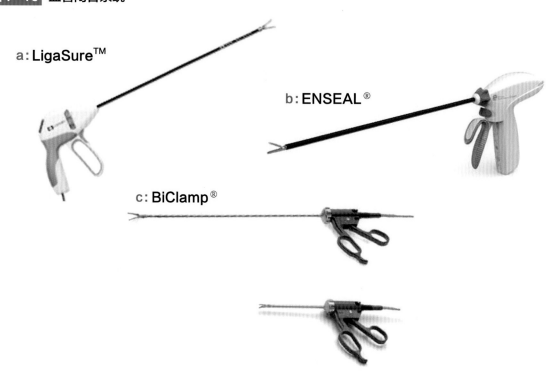

a: LigaSure™

b: ENSEAL®

c: BiClamp®

其他

●组织回收袋（图 7-11）

这是回收切除组织的袋子。由回纳袋与套管一体组成，有个别导入器是将回纳袋呈推出的状态，也有导入器与回纳袋和套管组成一体的设备。后者，在回纳袋开口部分有金属的轮圈，因此在腹腔内不需要用钳子进行辅助，可以自动张开。

●电动式组织旋切取出设备（图 7-12）

主要是将子宫肌瘤粉碎取出至腹腔外的设备。通过旋转的圆筒形的刀刃，将把持住的标本组织向刀刃上牵引，将组织旋切。本设备如果操作不当可能会引起重大的并发症，必须严格遵守最基本的注意事项。例如，必须将转动的刀刃放在视野的范围内，绝对不能让刀刃在视野外旋转，操作时不是将刀刃推出压进腹腔内，而是将肌瘤牵拉引向刀刃的方向去旋切粉碎肌瘤组织。

图 7-11　组织回收袋

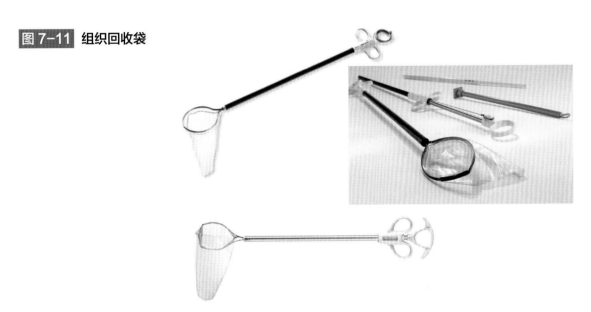

图 7-12　电动式组织旋切取出设备

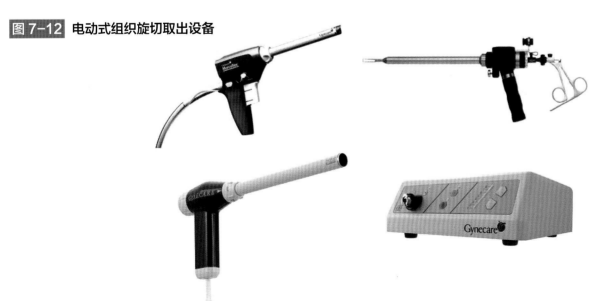

第 8 章
基本术式

第1节　异位妊娠（切除术、切开术）

帝京大学ちば総合医療センタ-産婦人科

梁　善光

手术术式的特征和策略

- 异位妊娠分为输卵管妊娠（壶腹部、峡部、伞部）、间质部妊娠、卵巢妊娠、腹膜妊娠、子宫颈管妊娠等，根据着床的部位一共分为 7 类。在本章节中就以占比在 90% 以上、发生率最高的输卵管妊娠为例，加以详细描述。
- 当怀疑诊断不确定时，用腹腔镜观察腹腔内情况，可在确诊的同时进行下一步手术。
- 要注意考虑患者的婚姻史和孕娩史，这关系到患者的术式是根治性手术（输卵管切除）还是保守性手术（输卵管线样切开）。
- 一定要熟知输卵管周围的血管走行，这样手术过程中几乎不会出血，如果没有粘连的话，在腹腔镜手术中，输卵管切除术是最基本、最简单的手术术式，希望医生们一定要学会并掌握这项技能。

手术的流程

输卵管切除术

1 插入腹腔镜及套管针（Troca）

2 确认受精卵的着床部位

3 分离与周围组织的粘连

4 切断输卵管峡部（从与子宫连接的起始部开始）

5 游离切断输卵管（峡部－壶腹部）系膜

6 处理输卵管血运（卵巢悬韧带的一部分）和取出切除物

7 拔出器械、关腹

输卵管线状切开术

1 插入腹腔镜及套管针（Troca）；

2 确认受精卵的着床部位

3 分离与周围组织的粘连（1~3 和切除术相同）

4 将垂体后叶素注射在输卵管系膜局部

5 线状切开受精卵的着床部位

6 取出输卵管内的妊娠物、回收切除物

7 确认止血，重建输卵管切开部位

8 拔出器械，关腹

检查、诊断

尽管妊娠反应已经是阳性，但只有在经过阴道超声检查、对于子宫内不能确认胎囊存在的病例才疑诊是宫外孕。如果能够在子宫外确认有胎芽波动则可以确诊，除此以外的情况就必须要结合患者的症状以及检查体征进行综合性分析，才能明确诊断。

一旦因为破裂而产生腹腔内出血时，会出现有腹膜刺激症状的急腹症，必须要进行紧急处理。经直肠子宫陷凹穿刺所抽取到的不凝血，对确诊非常重要。如果未破裂，则需要结合血清 hCG 值及经阴道超声波断层检查所发现的附件区异常进行分析确诊。

适应证或禁忌证

在《妇产科内镜手术指南 2013 年版》中，腹腔镜进行异位妊娠手术的适应证，必须是在全身"血液循环动态稳定"状态下进行的。

一旦全身血液循环动态不稳定，由于臀高位、气腹操作等会进一步加重心肺功能的负担，因此应该慎重选择适应证。不过，异位妊娠时，多数情况下腹腔镜插入后可以立即确认出血点并进行处理，所以并不一定是开腹手术就有优势。因此，这不是绝对的指南，而是要根据各医疗机构的腹腔镜技术水平、麻醉科、手术团队等人力、物资设备的状况来决定。另外，作为对输卵管妊娠进行保守性手术（线状切开）的适应证，列举了以下 6 项。

● 对输卵管妊娠进行保留性手术的适应证

（1）有生育的希望。

（2）病灶大小未满 5cm。

（3）血中 hCG 浓度小于 10000IU /L。

（4）为初次输卵管妊娠。

（5）未见胎心搏动。

（6）异位妊娠未破裂型。

选择治疗方法

手术方案是把有受精卵着床的患侧输卵管切除的根治术（输卵管切除术）作为手术的基本术式。

但是，对于有生育希望的未婚者和已婚未生育者，要选择保留患侧输卵管的保守手术疗法（输卵管线样切开术）。当然，有必要事先对手术后的效果进行说明，并征得患者的知情同意。

通常产生存续异位妊娠（PEP）的概率为 5%~10%，保留输卵管发生堵塞的概率为 20%~30%，当再次怀孕时患侧术后保留输卵管所导致的异位妊娠概率为 15%~20%。

术前准备

与普通的腹腔镜手术相同。

如果有条件将腹腔内出血抽吸回收、过滤后再回输的话，则在术前要进行准备。

手术的流程

输卵管切除术

1 插入腹腔镜及套管针（Troca）（图 8-1-1）

参照第 4 章第 1 节介绍的内容套管针（Troca）在左右下腹部各插入 1 个，就足够进行手术了。

图 8-1-1 切开皮肤，插入腹腔镜和套管针（Troca）

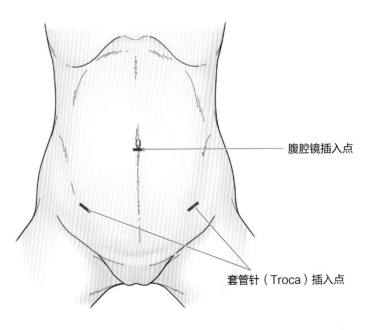

腹腔镜插入点

套管针（Troca）插入点

2 确认受精卵的着床部位

术野展开这项可参照（p.72）。不只是输卵管破裂的病例，就是流产的病例也几乎都有腹腔内出血。由于出血，整个术野几乎全部变暗。此时不但要吸引储留在腹腔内的血液，同时还要清洗附着在腹膜上的血液成分，这样才能使视野恢复明亮。因此，在开始进行手术操作之前必须进行充分的术野清洗。

如能将肠管从盆腔排垫到上腹部，则通过操作举宫器使子宫处于前倾位，这样就可以容易观察附件。在输卵管妊娠时，几乎镜下都可以直接看到病灶而确诊。

3 分离与周围组织的粘连（图8-1-2）

要充分地剥离与周围组织的粘连。由于炎症和出血可以埋没输卵管及卵巢之间的输卵管系膜，也有很多输卵管伞部与卵巢粘连的情况。这些在手术操作开始前就要探查确认，将粘连的地方先剥离清楚再进入下一步的手术。

4 切断卵巢峡部（图8-1-3）

使用能量器械切断患侧输卵管的峡部。如果残留输卵管峡部，此处会再次成为异位妊娠的着床部位，所以要在尽量接近子宫的部分开始切断输卵管。把握输卵管组织全层完全切断的操作是非常重要的。助手将子宫向健侧输卵管方向牵引的同时，使患侧输卵管趋于紧张，这时再进行操作是手术的一个要点。

5 游离切断输卵管（峡部－壶腹部）系膜（图8-1-4、图8-1-5）

接着以上操作，充分地游离从峡部经壶腹部到达输卵管伞部的输卵管系膜。与前项有相同的操作，就是一边牵引切断输卵管的近端，一边通过电刀在紧贴输卵管实质的下方切开系膜。这样会很顺利地将输卵管游离到伞端附近。

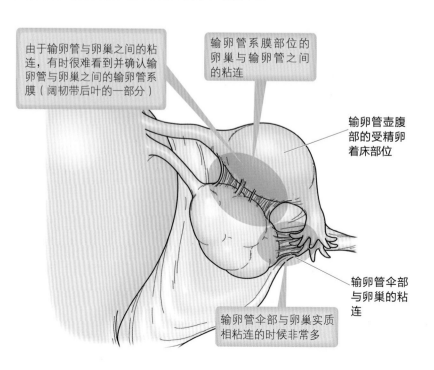

图 8-1-2 剥离输卵管、卵巢之间的粘连

剥离粘连并恢复到正常解剖位置的做法有利于之后的手术操作

由于输卵管与卵巢之间的粘连，有时很难看到并确认输卵管与卵巢之间的输卵管系膜（阔韧带后叶的一部分）

输卵管系膜部位的卵巢与输卵管之间的粘连

输卵管壶腹部的受精卵着床部位

输卵管伞部与卵巢的粘连

输卵管伞部与卵巢实质相粘连的时候非常多

图 8-1-3 切断输卵管峡部

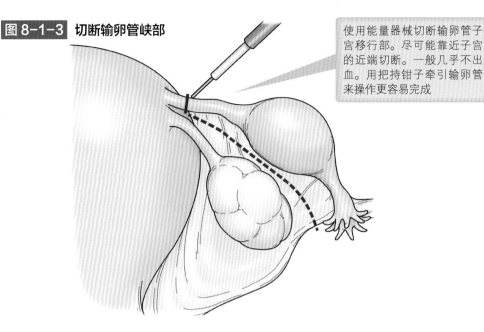

使用能量器械切断输卵管子宫移行部。尽可能靠近子宫的近端切断。一般几乎不出血。用把持钳子牵引输卵管来操作更容易完成

图 8-1-4 切断输卵管壶腹部至伞部

我们将提拉切断的输卵管峡部的一端，在输卵管与输卵管系膜之间沿着输卵管的走行方向离断。一边略有张力的牵引，一边在紧挨着输卵管实质的下方进行电凝，就可以不出血地切断。由于输卵管伞部有来自卵巢动脉的分支血管，需要在结扎等止血操作后再进行分束切断

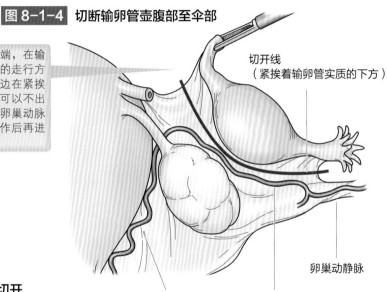

切开线
（紧挨着输卵管实质的下方）

卵巢动静脉

子宫动脉上行支　　输卵管系膜内的血管

图 8-1-5 局部注射垂体后叶素和线状切开

在输卵管系膜中局部注射垂体后叶素

钩状电极

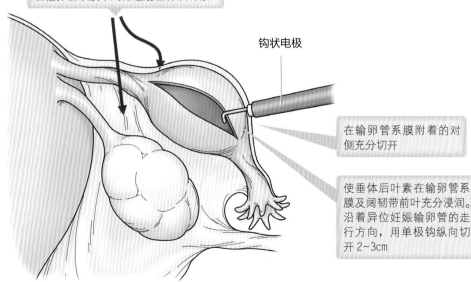

在输卵管系膜附着的对侧充分切开

使垂体后叶素在输卵管系膜及阔韧带前叶充分浸润。沿着异位妊娠输卵管的走行方向，用单极钩纵向切开 2~3cm

6 处理输卵管血运（卵巢悬韧带的一部分）和取出切除物

所有输卵管的血运是来自卵巢悬韧带中的卵巢动静脉的分支，为此结扎、切断这个血管群后即可切除输卵管。可以使用能量器械封闭血管，或是使用线结扎血管。

将切除的输卵管放入取物袋中，导出体外。

7 拔出器械、关腹

再一次确认手术操作部位的止血情况。进一步适当地冲洗腹腔，拔出套管针（Troca）以及腹腔镜。关腹的处理包括，使用 3-0 可吸收线缝合脐部切开处的腹膜（笔者此处省略该方法的介绍），之后在其余的小切口部位均用 2-0 的可吸收线缝合筋膜层，修复皮肤，手术结束。

注意事项 & 技巧

腹腔镜下缝合、打结训练的要点

● 为了顺利切除患侧输卵管，首先要分离输卵管、卵巢之间的粘连，使之恢复正常的解剖结构。在进行实质性的输卵管切除手术之前分离粘连非常重要。

● 在切除输卵管时最重要的是，首先要清楚输卵管系膜内血管的走行方向。输卵管的营养血管来自输卵管系膜内如**图 8-1-4** 所示那样，子宫动静脉的分支和从卵巢动静脉来源的分支形成一个环路，紧贴输卵管的下方走行。因此，在与输卵管平行走行的血管的上方，而且在紧贴着输卵管实质的地方游离输卵管系膜并切断的话，就完全不会出血。

输卵管线状切开术

1~3 步骤与输卵管切除术相同。

4 将垂体后叶素注射在输卵管系膜的局部

在操作之前，首先以让血管收缩为目的，在输卵管系膜局部注射垂体后叶素并让其充分浸润。将 1 支垂体后叶素用 100~200mL 的生理盐水稀释后使用。从输卵管系膜的表面向系膜间及周围各方向充分注入。一般单次注射能够获得约 30min 的血管收缩效果。

5 线状切开受精卵的着床部位

在输卵管的异位妊娠部位沿着输卵管的走行方向切开，深达输卵管管腔。切开的部位选择在输卵管附着输卵管系膜的对侧方，相当于输卵管的背部。切开的大小以异位妊娠病灶的大小为准，要保持手术操作术野的大小足够。切开时，使用钩状电极比较方便。也有术者考虑到可能发生的热损伤会影响输卵管内膜，从而采取延长切口，使用冷刀进行剪切的方法。

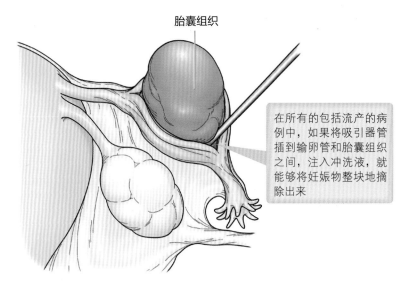

图 8-1-6　去除妊娠组织并取出

利用水压法（Aqua-dissection）是很有用的。

胎囊组织

在所有的包括流产的病例中，如果将吸引器管插到输卵管和胎囊组织之间，注入冲洗液，就能够将妊娠物整块地摘除出来

6　取出输卵管内的妊娠物、回收切除物（图 8-1-6）

取出输卵管内的妊娠物。一边向局部注水一边使输卵管与妊娠组织之间因水压而分离的方法（Aqua dissection）是非常有效的。特别是在完全流产（流产型）的情况下。因在妊娠囊着床部位的粘着是松弛状态的，所以经常会很容易就完整地摘掉了妊娠物。但尚未达到流产的，胚胎仍生存（Vivid）的病例中，有时会存在一部分残留。这种情况下，需要用分离钳等仔细地将妊娠囊摘除干净。把所有的摘出物装到取物袋中再导出体外。

7　确认止血，重建输卵管切开部位

进行手术操作部位的止血。为了使输卵管内膜受损降到最低限度，尽可能使用压迫的方法止血是最理想的，不过，依据出血的程度，有时也必须使用电凝、电喷等止血方法。在进行充分的清洗之后再重建输卵管。重建方法包括将输卵管内膜和肌层、输卵管浆膜层分为两层的缝合法，及仅缝合浆膜层的 1 层缝合法，或只使用纤维蛋白制剂黏合浆膜层的方法等。另外，也有研究称，即使不施行输卵管重建操作，其手术后再次妊娠的概率和粘连情况在两者之间实际没有差别。

8　拔出器械、关腹

与输卵管切除术的步骤 7 相同。手术后为了监测腹腔内出血情况，也可以留置腹腔引流管。

注意事项 & 技巧

● 患侧输卵管线样切开的长度，一定要保证能顺利地取出妊娠组织，这是手术成功的关键点。

● 利用冲洗器的吸引管，进行水压剥离的方法是很有用的。

● 由于局部注射垂体后叶素，可能会造成心动过缓的副作用，使用时一定要注意。

■文献

[1]　日本産科婦人科内視鏡学会編：産婦人科内視鏡手術ガイドライン 2013 年版　第 5 章卵管妊娠. p70-71，金原出版，東京，2013.

第 2 节　腹腔镜下卵巢囊肿核除术

健保連大阪中央病院婦人科

松本　貴

手术特征和战略

● 手术时一定要考虑到保留卵巢的功能，因此要注意尽量不损伤到正常卵巢组织。如何进行精细的手术操作，就是要正确地区分囊皮、囊肿与正常的卵巢组织之间的界线再进行剥离。由于缝合及电凝等止血操作可能会影响卵巢血运，因此要注意手术时尽量避免导致卵巢出血。

● 术者和助手用辅助钳子抓持住囊皮、囊肿和卵巢组织，在需要剥离的界线上给予适当的张力，术者使用单极或分离钳、分离剪等在分界部位上准确地进行分离。

● 卵巢巧克力囊肿：沿囊肿壁一侧局部尽量浅地注射垂体后叶素（期待止血效果和利用注入的液体进行剥离），以尽量不损伤卵巢组织的方法进行核除。并不是要过厚地剥离囊皮（Stripping X），而是以恰当地、薄薄地剥离掉囊皮为目的（Cystectomy O）。

● 卵巢皮样囊肿：将垂体后叶素从卵巢外侧局部注入（期待止血效果和夹层膨起），在分离核除过程中，尽量不分离破囊肿，并且尽可能不损伤卵巢组织。

手术流程

1 插入套管针（Troca）

2 确认腹腔内的器官

3 分离粘连（卵巢巧克力囊肿时）和抽吸囊肿内容液

4 局部注射垂体后叶素

5 囊皮、囊肿的核除和止血

6 取出摘除物

7 确认止血、清洗腹腔

检查、诊断

通过内诊所见、经阴道超声的检查、MRI 检查进行诊断。必要时需要做腹部 CT、肿瘤标志物等辅助检查。不只是为了诊断良性或恶性，即使是良性病变，例如卵巢的巧克力囊肿、皮样囊肿、黏液性囊腺瘤等，但由于对治疗方法的选择各不相同，因此诊断是首位重要的。对于卵巢巧克力囊肿当怀疑有盆腔痛和粘连的时候，最好实施 MRI 对比法，以评价是否并发直肠病变和直肠子宫陷凹病变。

选择治疗方法

对于卵巢巧克力囊肿，有药物治疗、囊肿核除、附件切除、穿刺抽吸内容液、开腹或腹腔镜、合并有不孕症时要首先选择体外受精等诸多治疗方法。囊肿的大小、盆腔疼痛症状、有否生育要求（如果有生育希望的时候是否合并不孕症），

要根据患者的个体化需求来决定治疗方法。

对于皮样囊肿来说，首先要考虑进行手术治疗（腹腔镜下、腹腔镜辅助下、开腹）。在肿瘤大小未满 5cm 的情况下，也可随访去观察病情的进展情况。

适应证或禁忌证

基本上将良性疾病作为腹腔镜手术对象。如果是实性卵巢肿瘤，即使是良性诊断，还是避免镜下核除为好。

术前准备

卵巢囊肿核除术的术前准备，与通常的腹腔镜手术相同。对有既往手术史或是子宫内膜异位症，事先考虑到可能与肠管之间有致密粘连的，则从术前一日开始禁食不禁水，并给予口服肠道清洗剂。

1 插入套管针（Troca）

在肚脐切口插入 12mm 的套管针（Troca），在距左右髂前上棘各 2cm 内侧且下方 2cm 处，及在其中间共放置 3 个 5mm 的套管针（Troca）。术者站在患者的左侧，在正中间与左侧两处套管针（Troca）处进行手术操作，助手则进行边扶持镜体，边从右侧套管针（Troca）进行辅助牵引操作。

2 确认腹腔内的器官

首先，从上腹部开始观察肝脏、胆囊、横膈膜、盲肠 – 阑尾、直肠、乙状结肠（尤其是存在子宫内膜异位症的情况时）。接着镜头转移到盆腔内，除了确认两侧卵巢、输卵管、子宫之外，还要确认直肠子宫陷凹、卵巢陷凹、膀胱子宫陷凹（**图 8-2-1**）。

卵巢巧克力囊肿

3 分离粘连（卵巢巧克力囊肿时）和抽吸囊肿内容液

卵巢巧克力囊肿与卵巢陷凹粘连的情况很多。要想分离粘连，大多数的囊肿壁都会破裂而导致内容液漏出，所以一边抽吸出巧克力状的液体，一边牵引囊肿壁，可用单极锐性分离卵巢陷凹的粘连（**图 8-2-2**）。

4 局部注射垂体后叶素

在分离粘连过程中从囊肿壁破裂的地方开始切开扩展。在开放的囊肿壁里面用 22G 注射针（八光商事）注入 200 倍稀释的垂体后叶素大约 1mL 之后（**图 8-2-3**），替换成生理盐水，并继续注射直到薄的囊肿壁膨胀起来（Ballooning）（**图 8-2-4**）。

图 8-2-1　确认腹腔内的情况

左卵巢巧克力囊肿与卵巢凹陷、左侧子宫骶骨韧带致密地粘连

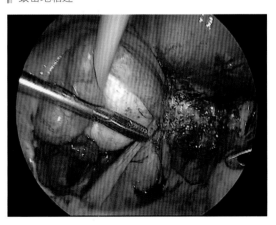

图 8-2-2　分离粘连

用单极切开，尽可能锐性分离粘连

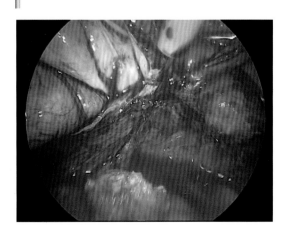

5 囊壁、囊肿的核除与止血

术者的左手使用钳子，助手的右手握持钳子，一边牵引正常的卵巢和卵巢巧克力囊肿的囊壁，一边进行分离、核除（图8-2-5）。在囊肿壁和卵巢组织的间隙里，通过注入稀释的垂体后叶素，使剥离层呈现在某种程度上的分离状态，剥离囊壁的操作就很容易进行了。对于无法光滑地剥离开的部分，可以用针状单极电钩，在囊肿壁黏着的部位进行锐性切开（图8-2-5）。用注水、抽吸管压住，进行钝性剥离。在囊肿壁核除后，正常卵囊组织的剥离面用单极或是双极电凝止血，囊肿壁核除后的创面就可以呈开放状态放置。在止血困难的情况下，可以用3-0可吸收线缝合出血点。

6 取出摘除物

将囊肿壁放入取物袋（E·Zpass），从肚脐的套管针（Troca）孔中取出。

7 确认止血、清洗腹腔

用2L以上的生理盐水冲洗腹腔，在手术结束前再一次确认囊肿剥离面的止血情况（图8-2-6）。由于垂体后叶素时效结束后有出血的情况，所以应注意仔细观察，对出血点再一次进行止血，留置持续引流管后术终。

图8-2-3 局部注射垂体后叶素①

在离钳子把持部位较近的地方进行穿刺，这样比较容易控制针尖

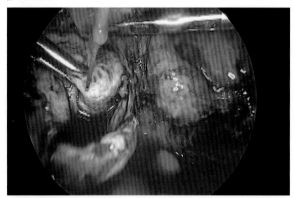

图8-2-4 局部注射垂体后叶素②

将稀释200倍的垂体后叶素约1mL注入局部，之后替换为生理盐水，并继续注入直到囊肿壁膨胀起来（Ballooning）

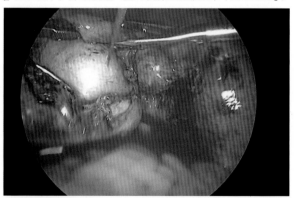

图8-2-5 囊肿核除

用单极电钩（切开电流）电切囊肿壁与正常卵巢的分界

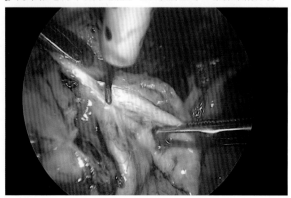

图8-2-6 止血

核除后创面的微小出血点用单极电凝（凝固电流）止血

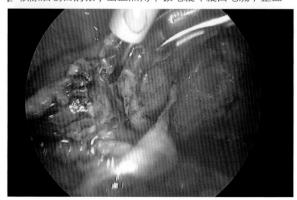

手术重点：如何去做好手术?

　　进行卵巢巧克力囊肿核除时的问题点是：手术后可能发生卵巢功能的降低。还有就是复发率高。作为术者必须要在此基础上进行考虑，用怎样的治疗方案来进行手术。术者的选择，是彻底地切除病灶而尽可能地避免复发? 或者是为了术后不使卵巢功能下降、尽量不损伤卵巢正常部分（尤其是不使卵巢血运受损）的病损切除? 彻底切除病变，这点很重要，但是既然选择进行保守性手术，那么第一位必须要考虑的是手术后卵巢能够排卵（如果进行体外受精的话，可以获取良好的卵子），以尽量不损伤正常卵巢而切除病损。

　　卵巢巧克力囊肿的囊皮里腔表层纤维化很强，与此同时，深层的纤维化不是那么发达。如果按照找到容易剥离的层进行核除，就会自然而然地将更多的卵巢组织一同被切除（**图 8-2-7**）。如此一来，不仅仅是囊肿壁，包括该部位深侧含有原始卵泡的正常卵巢皮质和髓质组织也会被切除。卵巢血管受损出血，电凝止血及缝合的结果会使卵巢血运大面积减少，恐怕会出现术后卵巢功能显著降低。

　　因此，在剥除囊肿的时候，尽可能找到囊肿壁较薄的地方，确认能够剥离的层是非常重要的（**图 8-2-8**）。浅层的纤维化程度很强，不好剥离，通常要花很多时间，但是剥除后的剥离面出血很少，花在电凝止血上的时间也很少。通过这样的技巧，使手术后卵巢功能下降的风险也相应降低了。

图 8-2-7　剥离卵巢巧克力囊肿①（进入容易剥离层的情况下）

正常卵巢皮质被切除得较多，很容易损伤血管。要尽量避免这种操作

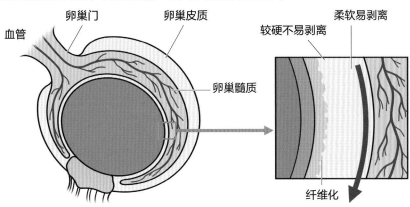

图 8-2-8　剥离卵巢巧克力囊肿②（尽量找浅层剥离的情况）

虽然很难剥离，但是囊肿壁被薄薄地剥离掉，剥离创面出血比较少。尽量在浅层进行剥离

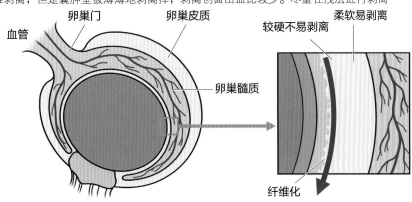

局部注射抗利尿激素（垂体后叶素）的技巧

● 为了尽可能薄地核除卵巢巧克力囊肿的囊皮，而且不损伤卵巢正常组织，垂体后叶素一定要在距囊壁尽可能浅的局部进行注射（**图 8-2-9**）。如果垂体后叶素注射在局部较深的地方（**图 8-2-10**），卵巢髓质的组织也会膨胀，剥离时不仅被膨胀的正常卵巢组织会被切除（**图 8-2-11**），卵巢髓质的血管也容易受损出血（**图 8-2-12**）。然后再电凝止血，使卵巢血流减少，术后卵巢功能降低的可能性就很大。

● 这里必须要注意的是，如何刺入穿刺针。如果是将针垂直于囊肿壁而刺入的话那将会越入越深，以至于连膨胀起来的卵巢髓质部分都将被剥离掉（**图 8-2-13**）。只有当针头与囊肿壁之间成现锐角时刺入，将针头尖端的研磨面（斜面）向囊肿侧注入，使药液从较浅的地方开始扩散，才能降低对卵巢髓质损伤的可能性（**图 8-2-14**）。

图 8-2-9 注射垂体后叶素的诀窍（尽量向浅层倾斜）

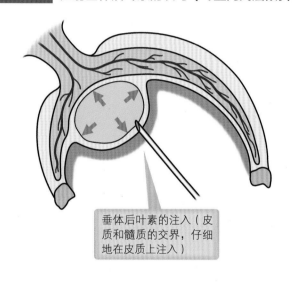

垂体后叶素的注入（皮质和髓质的交界，仔细地在皮质上注入）

图 8-2-10 注入垂体后叶素（在较深的层次注入的情况①）

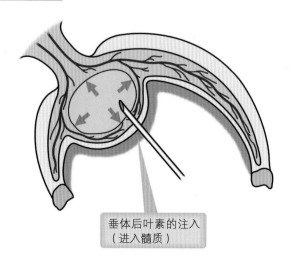

垂体后叶素的注入（进入髓质）

图 8-2-11　垂体后叶素的注入（较深的层次注入的情况②）

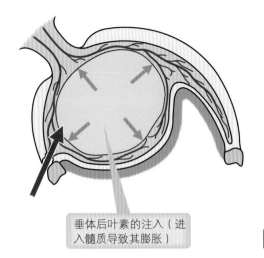

垂体后叶素的注入（进入髓质导致其膨胀）

图 8-2-12　注入垂体后叶素（在较深层次注入的情况③）

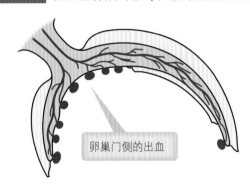

卵巢门侧的出血

图 8-2-13　刺入针的方法（错误的示例）

正对囊肿的囊壁，在垂直穿刺的情况下，往往会注射到深层

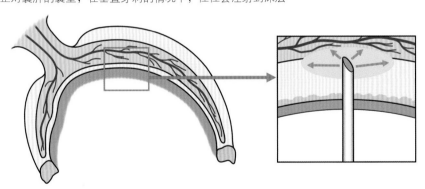

图 8-2-14　刺入针的方法（正确的示例）

锐角对囊肿囊壁，尽可能平行穿刺，可以刺入浅层中

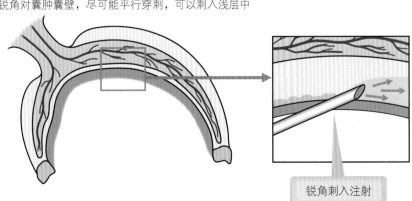

锐角刺入注射

卵巢巧克力囊肿核除的诀窍

● 将垂体后叶素浅浅地注入，通过注入的液体而使交界处组织自行分离，由于囊肿壁的囊皮会从正常卵巢组织上剥离出来，因此会使核除操作变得得心应手。然而，这里不仅仅是单纯的剥离，也就是不仅要把囊肿壁剥除，更要关注柔软深层的卵巢组织也经常被剥离掉。因此，在剥离囊肿壁的时候，要牵引囊皮，在与正常卵巢的交界区进行剥离，尽可能使剥离层不要深入正常卵巢，只将囊肿一侧的组织切开剥离掉。理想的是不进入卵巢髓质层，以仅在皮质内形成剥离层的方式，将囊肿壁剥离干净。如果能够做到这一点，核除后创面几乎不会出血，因此也不必担心术后的卵巢功能会有降低的风险。

皮样囊肿

3、4步骤同卵巢巧克力囊肿。

5 抽吸囊肿内容液

用 14G 吸引针（八光商事）穿刺抽吸卵巢囊肿内容液（**图 8-2-15**）。穿刺部位最好是选在离卵巢门较远的地方，而且是囊肿距卵巢实质部分较薄的部位。在抽吸囊肿内容液之后用双极电凝凝固穿刺孔，使其收缩而防止囊肿内容液泄露（**图 8-2-16**）。

6 局部注射垂体后叶素

从卵巢囊肿外侧开始用 22G 吸收针（八光商事）向卵巢实质内分 3~4 个点局部注射稀释 200 倍的垂体后叶素大约 1mL（**图 8-2-17**、**图 8-2-18**）。由此，使卵巢内部的血管收窄，使剥离时极少出血，而且期待卵巢略呈现膨胀的状态后，使卵巢囊肿的囊皮与正常卵巢组织之间出现很清晰的界线而容易剥离。

图 8-2-15 抽吸囊肿内容液①

用 14G 吸引针（八光商事）穿刺抽吸皮样囊肿内容液

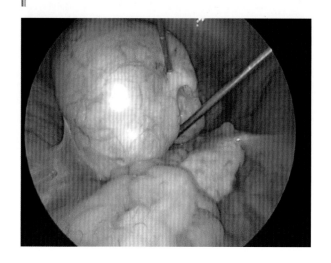

图 8-2-16 抽吸囊肿内容液②

为了避免抽吸后囊肿内容液在穿刺的部位流出，用双极电凝凝固并收缩穿刺孔

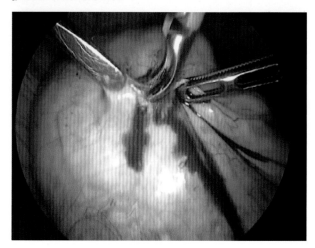

7 核除卵巢囊肿

　　首先，用单极切开卵巢，露出囊肿壁（**图 8-2-19**）。术者和助手的钳子牵引囊肿和正常卵巢组织之间的交界处，用单极切开并剥离（**图 8-2-20**）。反复交替进行锐性切开与钝性剥离，直到核除卵巢囊肿。如果在剥离过程中囊肿的囊壁破裂了，要尽可能通过双极电凝使破裂的孔隙缩小，之后继续进行剥离。

图 8-2-17　局部注射垂体后叶素①

将稀释 200 倍的垂体后叶素 1~2mL 注射在卵巢实质的局部（2~3 个地方）

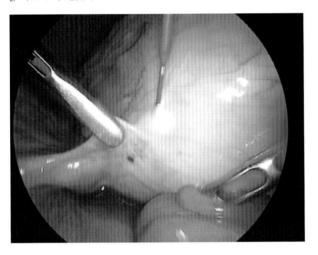

图 8-2-18　局部注射垂体后叶素②

将稀释 200 倍的垂体后叶素注射在卵巢固有韧带附近

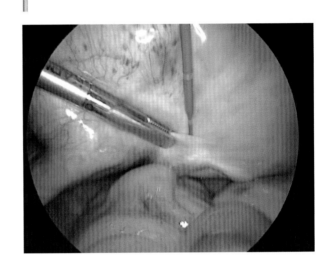

图 8-2-19　核除卵巢囊肿①

用单极电钩（切开电流）切开卵巢，露出囊肿壁

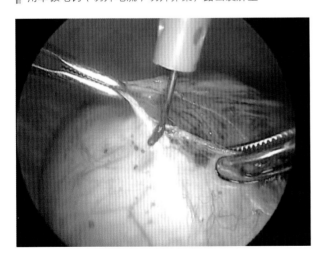

图 8-2-20　核除卵巢囊肿②

用单极电钩切开皮样囊肿与卵巢之间的交界处，核除囊肿

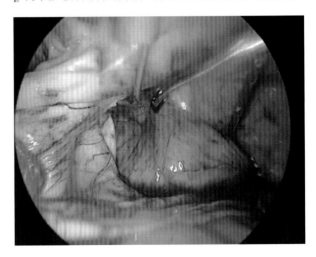

8 取出核除物

将囊肿放入取物袋（E·Z珀斯）中，并从套管针（Troca）孔中回收取出（**图8-2-21**）。如果实性部分或者骨性部分或者牙齿的成分比较大时，则可以事先将套管针（Troca）孔稍切开扩大一点之后取出切除物。取出肿物时，注意不要将取物袋弄破。

9 确认创面止血、冲洗盆腹腔

腹腔内用2L以上的生理盐水冲洗。尤其是在囊肿内容物大量漏出的情况下，要注意反复充分地冲洗，避免脂肪成分在腹腔内残存。在手术结束前要再次确认囊肿剥离面的止血情况。因为在垂体后叶素的收缩效果结束后也有再次出血的情况发生，所以要注意观察，对于出血点要再次止血（**图8-2-22**），并在留置盆腔持续引流管后结束手术。

手术关键：如何做好手术？

在核除囊肿时要尽量不伤害卵巢的正常组织，这与卵巢巧克力囊肿的核除是相同的。然而，皮样囊肿的内容物有毛发和脂肪成分等，因此还需要注意避免因囊肿壁的破裂而使腹腔内受到污染。

一般来说，我们切除的皮样囊肿与正常卵巢组织之间的交界部分大部分是与脂肪成分接触的正常卵巢纤维化变得较硬的地方。也就是说，虽然是核除肿瘤，但更多的是从正常卵巢上剥离下较硬的膜状组织。由于，其纤维化的程度还没有卵巢巧克力囊肿那么严重，因此只要不是靠近卵巢门的地方，就不会造成正常卵巢的大面积损伤。

图8-2-21 取出核除物

核除的皮样囊肿放入取物袋（E·Z珀斯）中取出

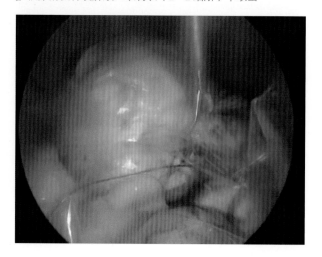

图8-2-22 确认止血情况

摘除后的出血点用单极电凝（电凝电流）止血

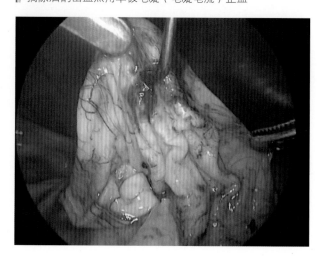

| 注意事项 & 技巧 | **局部注射垂体后叶素的技巧** |

●在卵巢皮样囊肿的核除中，将垂体后叶素能够像子宫内膜异位症剥离时那样从囊肿壁进行局部注入是不现实的。一定是局部注射在正常卵巢的部分。对于皮样囊肿来说，通过局部注射垂体后叶素将正常的卵巢组织变为若干的"水肿"状态，也会使与纤维化的囊肿壁之间的界线变得清楚。局部注射的部位，如果有正常较厚的卵巢组织存在也没关系，任何地方都可以注射，较好的是在卵巢固有韧带或卵巢悬韧带附近的 2~3 个地方，会有良好的止血效果和局部"水肿"状态，期待这两者会容易看到分离的效果。

| 注意事项 & 技巧 | **皮样囊肿核除的诀窍** |

●摘出囊肿时，一边寻找变成"水肿"状态的正常卵巢组织和纤维化的囊肿壁之间的交界，一边进行剥离，但是要尽可能避免囊肿壁的破裂，在正常卵巢组织的表面创造剥离层。也要尽量注意避免不要过多切入正常卵巢组织。

■文献

[1]　Takeuchi H, Kuwatsuru R, Kitade M, et al：A novel technique using magnetic resonance imaging jelly for evaluation of rectovaginal endometriosis. Fertil Steril 2005；83：442-447.

[2]　Saeki A, Matsumoto T, Ikuma K, et al：The vasopressin injection technique for laparoscopic excision of ovarian endometrioma: a technique to reduce the use of coagulation. J Minim Invasive Gynecol 2010；17：176-9.

[3]　松本　貴，佐伯　愛，奥　久人ほか：子宮内膜症合併不妊に対する腹腔鏡下手術．産科と婦人科 2010；77：794-799.

[4]　Alborzi S1, Keramati P2, Younesi M2, et al：The impact of laparoscopic cystectomy on ovarian reserve in patients with unilateral and bilateral endometriomas. Fertil Steril 2014；101：427-434.

[5]　Koga K, Takemura Y, Osuga Y, et al：Recurrence of ovarian endometrioma after laparoscopic excision. Hum Reprod 2006；21：2171-2174.

第3节 腹腔镜下附件切除(核除)手术

聖路加国際病院女性総合診療部

百枝幹雄

手术特征和战略

- 适合腹腔镜手术的卵巢肿瘤大多是卵巢成熟畸胎瘤或卵巢巧克力囊肿,有生育需求或是育龄期女性的病例较多,实际上以保留卵巢功能为目的卵巢囊肿核除手术居多。但是,因为卵巢肿瘤是自腹腔内脏器发生的,因此术前实施组织学检查比较困难。如果是恶性的情况下,防止恶性肿瘤细胞在腹腔内播散种植是很重要的,因此如果没有保留卵巢功能的希望和必要性,选择附件切除术比较安全。另外,由于附件切除手术,切断的血管少、出血也少,是技术相对简单并安全的手术。但是,在粘连非常严重时,有损伤输尿管、肠管的风险,当肿瘤巨大时,很难确保术野安全,而且将切除的附件等取出体外也相对比较困难,必须要注意和关注手术技巧。

- 在腹腔镜下实施手术时,有在体内进行全部操作的体内法,也有将卵巢囊肿的内容物抽吸后牵引拉出体外进行处理的体外法。体外法与体内法相比,腹壁切口要稍稍大些,而且有囊肿内容物漏到腹腔内的风险,因此在可能的情况下应优先考虑体内法。

检查、诊断

为了确定手术方式,通过术前检查充分评估是否有恶性的可能性是非常重要的。因此,除了问诊、内诊检查外,经阴道超声波检查是必须做的。不只是确定肿瘤大小和位置,还有肿瘤内部回声的特征,从有无分隔来推断组织类型,从有无实性部分和有无血流来推断恶性程度。另外,还要进行 MRI 检查。将以 T1 强调、T2 强调、抑制脂肪等为基础进行 MRI 扫描,为了区分恶性也可以进行造影或增强扫描。在怀疑为恶性时,为了了解肿瘤腹腔内种植或淋巴结转向远隔脏器的转移情况,可进行 CT 检查。肿瘤标志物的检查,对推测组织分型及恶性程度上有意义,首先,常规要测量 CA125、CA19-9 及 CEA 3 种肿瘤标志物。除此之外,作为被怀疑的组织类型也有相对特异性的标志物,还可根据需要测定 AFP、SCC、LDH、hCG、雌激素、睾酮等。

选择治疗方法

对于卵巢肿瘤的手术方式,有附件切除术和囊肿核除术,另外还有腹腔镜手术和开腹手术,手术方式的选择要根据肿瘤的良恶性、是否需要保留卵巢功能或是依据需要,如**图8-3-1**所示进行选择。

适应证或禁忌证

(1)适应证为良性卵巢肿瘤及卵巢巧克力囊肿。

(2)如果有需要保留生育能力或是保留卵巢功能的需求,必要时只进行卵巢囊肿核除术。

(3)虽然不适用于保险,但对于有遗传性乳腺癌卵巢癌症候群(Hereditary breast and ovarian cancer,HBOC)者,预防性地

手术的流程

1 安装子宫举宫器

2 穿刺,插入套管针(Troca)

3 确保手术视野和分离粘连

4 电凝、切断卵巢悬韧带、固有卵巢韧带、输卵管

5 回收子宫附件

6 检查手术视野

7 拔出套管针(Troca),关闭创口

实施附件切除手术和癌症化学疗法前，为了冷冻卵巢而进行的附件切除术。

（4）当肿瘤实性部分较大，或是无法否认恶性卵巢肿瘤时，原则上要进行开腹手术。

（5）如果不能明确是恶性肿瘤，还强烈希望进行腹腔镜手术的时候，则要着重注意在术中不要让肿瘤的内容物外漏的基础之上进行腹腔镜下附件切除术。除此之外，还要关注术中快速病理诊断或等待手术后病理检查结果，也有可能要追加手术。

图 8-3-1 选择卵巢肿瘤的手术疗法

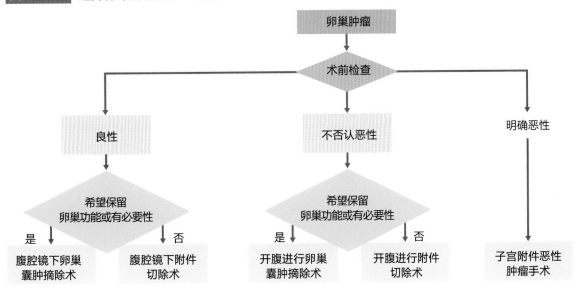

手术的流程

1 安装子宫举宫器

即使不是针对子宫的手术，有时为了确保手术视野，也有必要进行子宫的操作。相反即使是对于子宫手术，如果没有必要大幅度地移动子宫，从费用和对子宫腔侵入的观点来看，没有必要使用自费的举宫器（Ethicon）和宫颈扩张（Conmed），但经阴道留置简易的举宫器（Stryker karl storz）是很方便的。在无成功使用经验者或是卵巢肿瘤不大的情况下，不一定非要留置子宫举宫器。

2 穿刺，插入套管针（Troca）

所使用的套管针（Troca）的尺寸，使用方法（开放法、封闭法、悬吊法），穿刺部位（菱形法、平行法）可以根据各医院的设备和习惯来配备。不过，在腹腔镜下附件切除手术方面，如果粘连的程度不重，大部分用镜子和 2 个套管针（Troca）就足够了。另外，还可进行使用 SILS（Single incision laparoscopis surgery）端口（COVIDIEN）等的单孔式腹腔镜手术。

| 注意事项 & 技巧 | ●当卵巢囊肿很大的情况下，第 1 个套管针（Troca）穿刺时注意不要穿到囊肿。另外，使用体外法时，将卵巢囊肿牵引出体外时创口尽量要靠近病灶侧。 |

3 确保手术视野和分离粘连

首先，对于在盆腔高位的肠管和大网膜，由于头低臀高位的重力可让其向上腹部移动。另外，通过吸引管或是使用前端钝头的钳子，将肠管向上方推动，操作举宫器使子宫处于前倾位置，这样可以确保手术视野充足。

特别是在卵巢巧克力囊肿手术的时候，很多都与子宫后壁、盆壁、肠管粘连。在附件摘除之前，这些粘连都得分开（**图8-3-2**）。

图8-3-2 分离与子宫后壁、盆壁粘连的卵巢巧克力囊肿

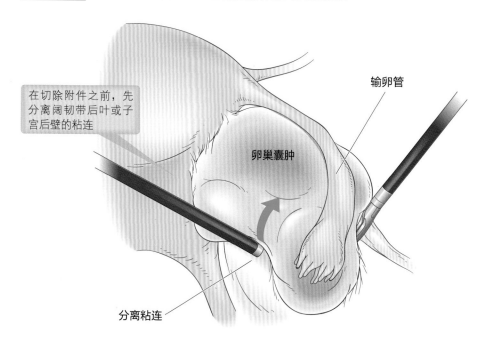

在切除附件之前，先分离阔韧带后叶或子宫后壁的粘连

输卵管

卵巢囊肿

分离粘连

图8-3-3 分离粘连后，阔韧带后叶剥离面的出血

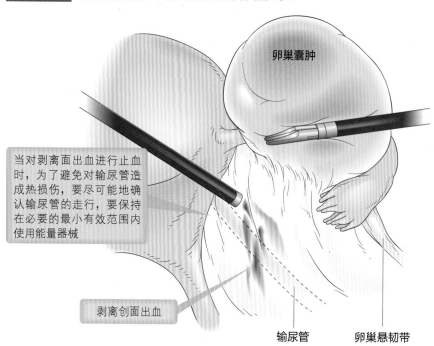

卵巢囊肿

当对剥离面出血进行止血时，为了避免对输尿管造成热损伤，要尽可能地确认输尿管的走行，要保持在必要的最小有效范围内使用能量器械

剥离创面出血

输尿管　　卵巢悬韧带

剥离操作时，随着卵巢囊肿壁的破裂，就会有内容液随之流出，当囊肿很大，占据空间无法确保手术视野的情况下，在剥离操作之前可先穿刺抽吸囊内容液，使肿物体积变小既保证有效的术野，也可使剥离操作变得容易。但无论怎样，只要有内容液漏出，就应立刻冲洗，抽吸干净，防止内容液在腹腔内广泛播散。

> **注意事项 & 技巧**　●当剥离卵巢囊肿与阔韧带后叶之间的粘连时，应注意输尿管的损伤问题。此外，在对剥离面的出血进行止血时，为了避免对输尿管造成热损伤，应尽可能地确认输尿管的走行，并将电能量使用的功率降至最小有效限度（**图 8-3-3**）。

4 电凝、切断卵巢悬韧带、卵巢固有韧带、输卵管

卵巢是由卵巢悬韧带和卵巢固有韧带分别将其支撑在盆腔侧壁和子宫之间，由作为阔韧带后叶一部分的卵巢系膜将其附着在盆壁上。输卵管从子宫的输卵管子宫角开始，终止于输卵管伞部，由阔韧带上缘所形成的输卵管系膜将输卵管附着在盆壁上。卵巢血管的走行有两个方向，即走行在卵巢悬韧带（骨盆漏斗韧带）内的卵巢动静脉与走行在卵巢固有韧带内的子宫动静脉上行枝的延续。在输卵管系膜中走行着卵巢动静脉的数个分枝（**图 8-3-4**）。

因此，在行附件切除术时，首先，电凝、切断卵巢悬韧带（**图 8-3-4①**）、卵巢固有韧带、输卵管（**图 8-3-4②**）。作为能量手术设备，最经济的、也是最常使用的就是通过双极电刀进行凝固，用剪刀进行切断。为了更简便、更安全地电凝和切断，可使用 SonoSurg（OLYMPUS）、超声刀（Johnson & Johnson）、可使用 SONICISION（COVIDIEN）和 LigaSure（COVIDIEN）ENSEAL（Johnson & Johnson）等血管闭合系统，但价格昂贵欠缺经济性。

图 8-3-4　子宫附件周围的解剖与附件切除术的切开线

①电凝、切断卵巢悬韧带
②电凝、切断卵巢固有韧带、输卵管
③切断卵巢系膜

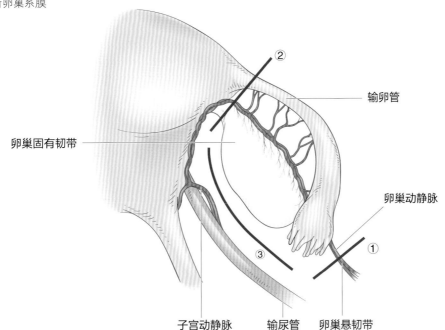

一般情况下，通过这些能量器械的电凝、切断，就可以充分地止血，当有血管过粗怒张，并且止血不彻底时，有时也会使用可吸收线或是圈套器（ETHICON）来结扎血管断端。

当电凝切断卵巢悬韧带、卵巢固有韧带、输卵管后，再切开阔韧带（**图8-3-4③**），就可以切除卵巢了。这部分在解剖学上几乎没有血管，所以切开时使用单极电刀就足够了。

5 回收子宫附件

将切除的附件装入组织回收袋中进行回收（COVIDIEN、Johnson & Johnson、八光）等，并从套管针（Troca）孔中取至体外。每个回收袋都有大小及种类的区分，可以选择适当的型号，当肿瘤太大无法装入回收袋中取出时，可以穿刺抽吸出囊内液后再装入回收袋中取至体外。

将回收袋逐步牵引出体外，在回收袋内抽吸囊肿的内容物，或者将囊肿壁切成细条取出。取出囊皮的诀窍是用两把分离钳纵向夹住囊肿壁，其中一个钳子在一定程度上牵拉囊壁向后固定，用另一把钳子夹住并向上牵拉无抵抗的可以滑动的囊壁。通过反复进行以上操作，就可从相对较小的套管针（Troca）孔中取出附件。

6 检查手术视野

首先要检查确认出血的部位。特别是确认卵巢固有韧带和卵巢悬韧带的断端，以及确认剥离面的止血情况，并恰当地进行止血。

当有囊肿内容液流出漏到腹腔内时，需要用生理盐水反复冲洗并抽吸干净。

<table>
<tr><td>注意事项
&
技巧</td><td>● 特别要注意的是，成熟畸胎瘤的内容物一旦漏出到盆腔内，就会引起腹膜炎，并发生发热、下腹部疼痛等症状。另外，万一出现恶性的情况下还会发生肿瘤的种植，当然如果是在卵巢癌手术中对破裂肿瘤进行了充分的冲洗和手术后紧跟化疗，对预后不会产生影响。因此，如果出现这些囊肿内容物流到腹腔内的情况时，一定要用生理盐水进行充分的冲洗并抽吸干净。</td></tr>
</table>

7 拔出套管针（Troca），关闭创口

拔出套管针（Troca）后，如果是 5mm 的创口，可以不用缝合，使用创可贴（住友 3M）贴好就足够了。比这个大的创口，则需要用可吸收线进行筋膜及皮下组织的缝合。

■文献

[1]　武谷雄二監修：入門 婦人科腹腔鏡下手術　基本操作・トレーニング・手術の実際. メジカルビュー社，東京，1996.
[2]　長田尚夫：低侵襲，妊孕能温存をめざした実践婦人科腹腔鏡下手術. メジカルビュー社，東京，2009.

第4节 腹腔镜下子宫肌瘤核除术

川崎医科大学产妇人科

塩田 充　梅本雅彦　佐野力哉

手术的特征和战略

- 腹腔镜子宫肌瘤核除术（Laparoscopic myomectomy，LM）是指将子宫肌瘤核除、缝合创面、将肌瘤取出至体外等所有步骤都在腹腔镜下进行的手术方式。
- 随着肌瘤的位置、大小、数量以及进行体内缝合、结扎难度的增加，会导致出血量的增加以及手术时间的延长。
- 一般情况下，将肌瘤取出至体外会使用电动的组织粉碎器，但是禁止在有血运的状态下（有活动出血）使用。而且，我们必须最大限度地保证能排除恶性的诊断。

检查、诊断

与通常的术前检查一样，除了内诊、超声检查、细胞学检查之外，推荐进行 MRI 检查。首先，最重要的是排除恶性疾病。尤其是在症状、体征上与子宫肌瘤相类似的子宫平滑肌肉瘤，虽然少见但是这一点要注意。而且，MRI 还可以知道是否有子宫腺肌症、肌瘤的大小、发生部位、数量、有无变性、肌瘤核与子宫内膜的距离等。

选择治疗方法

子宫肌瘤核除术可适用于保留生育功能或不希望进行子宫切除术的情况。这是仅指核除子宫肌瘤的方法，近年来对于罹患子宫肌瘤的患者，选择此术式有所增加。在核除方法中有阴式、宫腔镜下、腹腔镜下、开腹手术，当子宫颈部肌瘤或肌瘤娩出时，多进行阴式手术。对于黏膜下肌瘤可进行宫腔镜手术，当然肌壁间肌瘤向宫腔突出率较小的时候进行宫腔镜手术是很困难的。在腹腔镜与开腹手术的选择上，两者在受孕率与妊娠结局方面没有差异，因此不孕症的患者，更愿意选择腹腔镜手术。在 2012 年的日本妇产科手术学会的手术率调查中，61.9% 的子宫肌瘤核除术使用是腹腔镜手术，而且其中 81.5% 是 LM。子宫肌瘤摘除术是为了保留子宫的生育功能，因此有术后再发肌瘤的可能。据作者的经验，LM 的累计 5 年复发率为 62.1%。子宫肌瘤核除术可能是妊娠分娩时子宫破裂的危险因素，因此肌瘤手术后的分娩大多为剖宫产。无论如何，在决定分娩方式时，一定要考虑子宫肌瘤核除手术时的状况后再作决定。

适应证和禁忌证

在作者的 516 例相关手术的经验中，平均摘除肌瘤个数为 3.6 个（1~31 个），平均最大肌瘤直径为 7.0cm（1.0~20.0cm），平均手术出血量为 205mL（9~1325mL）。其中最大肌瘤直径超过 10cm 时手术出血量将明显增加，而且术者使用小切口的比例呈现有统计学意义的增加。此外，肌瘤个数对这些没有影响。结果

手术的流程

1 置入举宫器

2 设置气腹、第一个套管针（Troca）

3 观察腹腔内的情况

4 设置其他钳子套管针（Troca）的端口

5 在子宫肌壁局部注射垂体后叶素

6 切开子宫肌壁

7 剥离、核除肌瘤核

8 缝合子宫肌壁切口

9 将核除的子宫肌瘤取除至体外

10 确认止血、冲洗腹腔、防止粘连

显示，肌瘤核的个数虽然没有一定程度的限制，但如果最大肌瘤直径超过 10cm 的话，有可能考虑同时使用小切口辅助。

另外，作为以 MRI 为中心的术前检查，如怀疑为子宫平滑肌肉瘤时，LM 是禁忌证。当然，有时在术前能明确诊断是不可能的，而且实际上更多的情况是子宫肌瘤在接受手术后，根据术后的组织学检查才判断为肉瘤。在这种 MRI 怀疑的情况下，原则上必须进行开腹的规范手术。

术前准备

输同型血的概率在 0.5% 以下。不过，如果根据肌瘤核的大小来预测可能的出血量将增多时，也可以考虑使用自体备血或血液回收系统。

手术前 GnRHa 的使用，能够达到减少手术中的出血量、缩小子宫肌瘤、停止月经改善贫血等，使腹腔镜手术更容易操作的目的。

手术的流程

腹腔镜下子宫肌瘤核除术

1 置入举宫器

患者取截石位，如果对于有性生活史的患者，原则上手动置入举宫器（子宫操作装置）。对子宫的把持、固定特别是在缝合的时候，会非常有助力。

> **注意事项 & 技巧**
>
> ● 尽可能要有包括第二助手的三人小组来做手术。第二助手的位置是坐在患者的双下肢之间，进行举宫器操作和管理套管针（Troca）端口等工作。

2 设置气腹、第一套管针（Troca）（图 8-4-1）

作者基本上是通过封闭式气腹法来进行腹腔镜手术。原则上从脐部（脐缘）进行气腹，刺入 5mm 的第一个套管针（Troca）。这个点是盆腔的高位点。

图 8-4-1　配置套管针（Troca）

a：通常的配置（平行法）

b：对于巨大子宫肌瘤（必要时要向上移动）

c：在 LAM 情况下

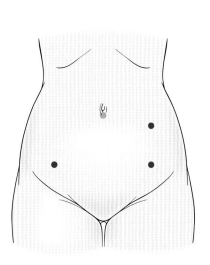

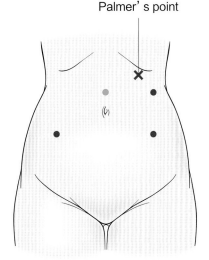

Palmer's point

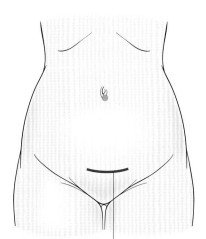

套管针（Troca）配置用与小切口设定线

当子宫底接近或超过脐部时，这个点就要进一步设置在上腹部。这时，必须注意不要把气腹针直接刺到子宫里。

> **注意事项 & 技巧**
>
> ● 当遇到下腹正中有手术瘢痕时，即有既往手术史时，考虑到腹腔内可能有粘连，要从 Palmer's point 部位建立气腹，并且从该部位以光学视图法刺入套管针（Troca），以保证安全（**图 8-4-1**）。之后观察腹腔内情况，再从安全部位刺入其他套管针（Troca）即可。

3 观察腹腔内的情况

插入腹腔镜后观察腹腔内全部情况。确认子宫肌瘤的大小、位置、个数等子宫的状态，判断是否可以进行 LM。当有粘连妨碍操作时，首先进行粘连剥离手术。如果判断可行 LM 的话，就将按照顺序进行手术，如果判断行 LM 有困难，可以采取腹腔镜辅助下子宫肌瘤核除术（Laparoscopic assisted myomectomy，LAM）。

> **注意事项 & 技巧**
>
> ● LAM 原则上是在腹腔镜下进行子宫肌瘤的核除，并在直视下完成子宫壁缝合和取出肌瘤。不过即使切换为 LAM 方式，但如果切口过于窄小，也会导致缝合不全造成无效腔和血肿的形成。

4 设置其他钳子套管针（Troca）的端口

作者用平行法的套管针（Troca）配置来进行手术。在右下腹部刺入 5mm 的套管针（Troca）、在左下腹部刺入 12mm 套管针（Troca）、并且在其上方脐左插入 5mm 的套管针（Troca）。在以上包括脐部端口共 4 个端口进行手术（**图 8-4-1**）。术者站在患者的左侧。12mm 的端口可以进行肌瘤钻、缝合针及线的出入。还有取出子宫肌瘤时，拔出套管针（Troca），可直接将电动组织粉碎器插入腹腔内。

> **注意事项 & 技巧**
>
> ● 同样是平行法置入套管针（Troca），但其粗细和位置也会根据医院的不同而有所不同。笔者之所以把 12mm 套管针（Troca）配置在下腹部，是因为可以从侧面确认电动组织粉碎器的尖端，而且考虑到在这个空间里也很容易取出、操作最安全。另一方面，肌瘤钻的可动性能够受到限制。

5 在子宫壁局部注射垂体后叶素（图 8-4-2）

由于子宫平滑肌的收缩作用会减少出血，有助于子宫肌瘤的剥离操作，因此将稀释 100 倍的垂体后叶素（1A：1mL 20 单位）每次数单位局部注射于肌瘤周围的肌层内。穿刺针使用 23 号或 21 号规格的长针头，从腹腔外直接穿刺进入注射部位。需要注意的是，如果针弯曲的话，针尖可能弹跳而损伤其他脏器。

注意事项 & 技巧	●垂体后叶素有发生心动过缓、高血压、心跳停止等副作用。根据日本妇产科内镜学会的调查资料显示，它们的发生率分别是 0.4%、0.1%、0.07%。 ●在手术中对垂体后叶素的使用，目前尚未记载在附带说明书中（未获得相关批准），是适应证以外的应用。如果因说明书中未记载的使用方法而引起健康损害的情况时，将存在不适用于日本的副作用受害救济制度等问题，这一点必须充分引起注意。目前在日本，如果没有按照药品附带说明书中的用法而在治疗中给患者使用，产生了不可预料的麻烦时，即使是没有明确的因果关系的处方医生也有可能会承担极其严重的责任，这一点必须注意。因此，在使用本药剂时，必须在充分知情同意下进行。

6 切开子宫肌壁（图 8-4-3）

利用超声刀或者是单极电刀等能量设备切开有子宫肌瘤的子宫表面。切开方向是适合平行法的套管针（Troca）配置的横向切开。考虑到子宫体部的弓状动脉、放射状走行的动脉血管，一般认为横向切开出血比较少。

图 8-4-2 垂体后叶素局部注入子宫壁

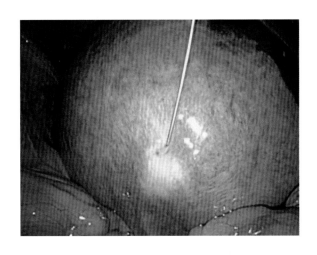

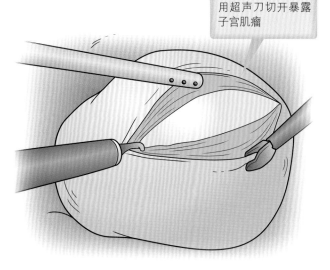

向子宫肌瘤周围的肌层内局部注入垂体后叶素

图 8-4-3 切开子宫壁

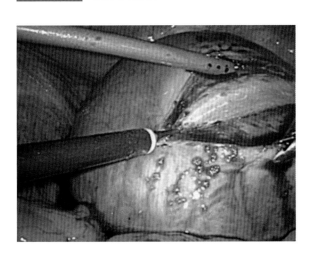

用超声刀切开暴露子宫肌瘤

为了顺利地核除子宫肌瘤，就必须要切开大于子宫肌瘤直径的子宫肌壁。如果切开得不充分，那么肌瘤摘除后创面的底部将不能充分地展开，缝合会非常困难。并且很容易形成无效腔。

即使被认为是浆膜下肌瘤，但是很多情况下都有相当多的正常肌层，因此不要轻易地将其修剪去除。

注意事项 & 技巧

● 注意由子宫肌瘤所引起的子宫的旋转变化（**图8-4-4**）。在腹腔镜手术中，缝合子宫后壁创面时，运针的方向往往会受到限制，所以为了使运针容易进行，必须考虑到要旋转子宫，再切开子宫壁。要通过确认子宫圆韧带、输卵管、卵巢固有韧带的子宫附着部位的位置，来检查子宫旋转的程度。

7 剥离、核除肌瘤核（**图8-4-5**、**图8-4-6**）

一切进子宫肌瘤逐渐就可以暴露看到剥离层。与其对子宫肌层反复一点点地切开，还不如尽可能地向子宫肌瘤方向一次性深切开，这样的结果会使切开创面很清晰，出血也少。即便是在高度怀疑子宫肌瘤变性的情况下，也可以深切开看到内容物后，再确认肌瘤包膜（被膜状的外侧）。

术者左手持有肌瘤钻，右手持剥离钳或是吸引器棒。将肌瘤钻旋转刺入肌瘤核，一边向上提的同时，一边通过改变肌瘤钻的刺入位置来旋转肌瘤以便核除。如果发现有明显的滋养血管，则每次确认后都要随时凝固止血。

对有蒂浆膜下肌瘤，只要凝固蒂部、切开即可，但如果出乎意料地血管丰富，则最好还是要结扎蒂部。

图8-4-4 根据子宫的旋转程度，变化切开线的位置

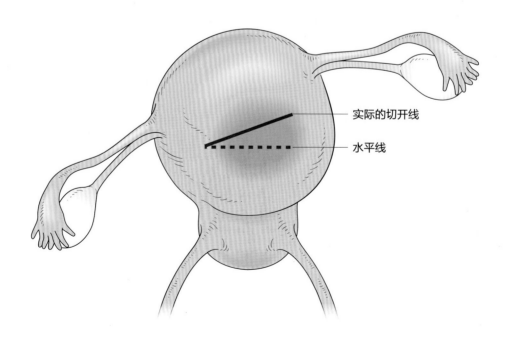

实际的切开线

水平线

注意事项 & 技巧

- 肌瘤钻使用的是结实的 12mm 的材质。如果是 5mm 的话，躯干较细容易弯曲，金属也会易疲劳、易折断。
- 肌瘤钻向自己的方向拉伸牵引比较好，不过当处理超过 10cm 的子宫肌瘤时，为了确认肌瘤底部有时不得不采取将肌瘤钻刺入向上牵引的动作。尤其是在肌瘤变性的情况下，肌瘤钻会滑脱和突破肌瘤组织而可能导致其他脏器的损伤，这一点要牢记。
- 不要忽视对摘除的肌瘤个数（有时会有数十个）的管理。另外，核除的小肌瘤放在直肠子宫陷凹里，大肌瘤放在腹腔内的侧窝位置。如果核除的小肌瘤放在腹腔内，就容易进入肠管与肠系膜之间，有时候是很难找到的。

8 缝合子宫肌壁切口（图 8-4-7、图 8-4-8）

在子宫肌瘤核除后，立刻用 1–0 号可吸收线进行缝合。在肌瘤的底部进行 Z 字形缝合。当创面很深的时候要先抽吸清除局部出血，一边确认核除肌瘤的创面底部，一边进行 2~3 层的创面缝合。

当创面进入宫腔有子宫内膜时，用 3–0 号可吸收线缝合局部。

图 8-4-5 子宫肌瘤的剥离

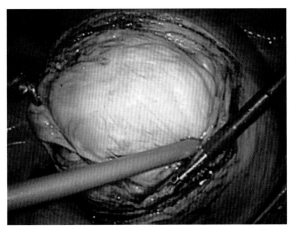
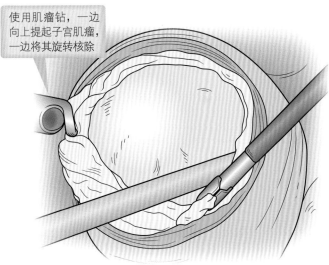

使用肌瘤钻，一边向上提起子宫肌瘤，一边将其旋转核除

图 8-4-6 子宫肌瘤的核除

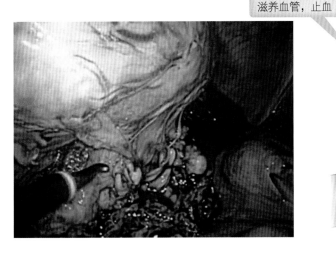
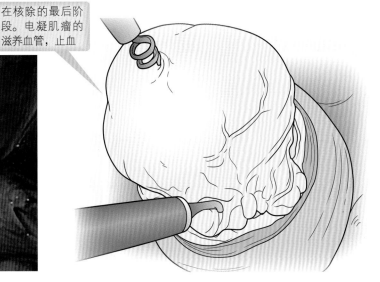

在核除的最后阶段。电凝肌瘤的滋养血管，止血

子宫内膜与肌层不同，看起来是粉红色的时候比较多，如果担心插入的举宫器进入宫腔时，可以很容易地通过宫腔内的气囊来进行确认。

另外，肌瘤核除的最后，无论如何也要考虑肌层包膜过剩时的修整问题。

为了减少出血量，要求缝合时要有一定的速度。

注意事项 & 技巧

● **图 8-4-7、图 8-4-8** 不是从正上方看下来的视图。可以说是从斜上方看下来的视图。

● 缝合操作是由左侧的两个套管针（Troca）孔来进行的，从操作持针器的角度来说，离持针器远的创面缝合起来更方便。即利用举宫器拉动子宫进行调整，使创面离术者稍远一些就容易缝合。另外，缝合过来的线用左手钳拉紧向上提起也有助于下一步的缝合操作。

● 套管针（Troca）的位置是已经固定的，也就在一定程度上决定了能够缝合的方向。因此，只有通过移动子宫并使其方向更适合于缝合创面的操作。

● 如果经常冲洗创面的话，就会很难计算出血量。因此，作者的原则是，到最后一个出血点被确认止血前都不使用冲洗液。也就是说，吸引出的总量就相当于手术中的出血量，来保证正确地计算出血量。

图 8-4-7 缝合子宫壁①

从核除肌瘤的底部开始缝合。本病例进行了 3 层缝合。为了保持创面的血运，创面在不必要的情况下不要进行电凝

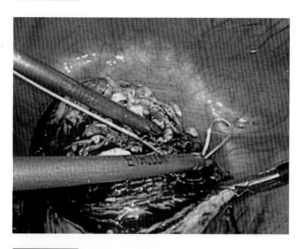

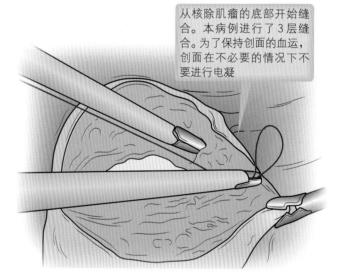

图 8-4-8 缝合子宫壁②

缝合结束时的情况。横向切开

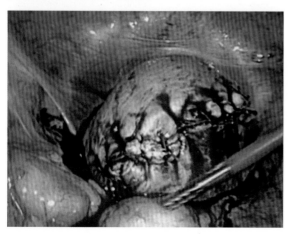

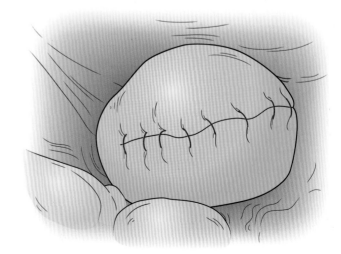

9 将核除的子宫肌瘤取出至体外（图8-4-9）

当所有的子宫创面缝合结束后，使用电动组织粉碎器、用抓钳牵引肌瘤核，一边旋切一边牵拉至体外。电动组织粉碎器前端的刀刃以 125~1000r/min 的速度在旋转，万一造成其他脏器的损伤，就将造成非常严重的后果。因此，为了防止这种情况的发生，不仅要在充分的培训后使用，而且要保证电动组织粉碎器的前端始终在术野中，最重要的是始终要把前端保持在一定的位置。

另外，当没有电动组织粉碎器或是无法使用的时候，就要考虑是否能利用切开直肠子宫陷凹或是腹壁小切口取出肌瘤，以免手术时间延长。

注意事项 & 技巧

● 禁止用于有血运的组织。
● 取出肌瘤时要先从小的肌瘤开始。另外，要一边确认计数肌瘤个数，一边取出来。
● 一定要保证在视野开阔的地方进行。最好是将子宫置于后倾屈位，在子宫的前方进行操作更好。
● 按照削苹果皮的要领从外侧开始旋转细切拉开。
● 当突然发生急剧的漏气时要迅速停止操作并马上拔出。
● 另外，为了预防所谓的寄生肌瘤（"Parasitic"myoma）发生，不得留下任何碎片。

图 8-4-9 将子宫肌瘤取出至体外

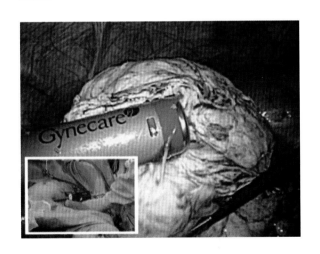
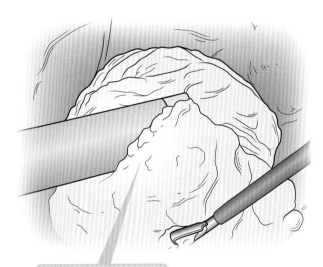

用电动组织粉碎器从肌瘤的外侧开始像削苹果皮一样呈细条切开并取出

10 确认止血，冲洗盆腹腔，防止粘连（图8-4-10）

　　如确认是来自子宫创面的出血，必要时可进行双极电凝或者进行追加缝合。一边用生理盐水冲洗创面寻找出血点，一边同时止血。但是，如果在缝线上非要进行过度电凝的话，可能会导致那部分线的撕裂，所以这一点需要注意。

　　最后贴上防止粘连的材料（粘连剂，防粘连膜）。

| 注意事项 & 技巧 | ●最后在冲洗盆腹腔时一定要再次确认是否有子宫肌瘤碎片的遗留。要反复地冲洗干净为好。另外，也不要忘记确认在腹壁和上腹部是否有碎屑遗留。 |

关于电动组织粉碎器的使用

　　2014年4月17日，关于在腹腔镜下的子宫摘除术或子宫肌瘤核除术中使用电动组织粉碎器旋切取出组织，美国食品药品监督管理局（FDA）发布了安全通报。即"在对有子宫肌瘤的女性进行腹腔镜下子宫切除术或子宫肌瘤核除术中使用电动组织粉碎器进行旋切取出标本时，会出现未预料到的癌组织，特别是子宫肉瘤在腹腔内播散种植的风险。在治疗症状性子宫肌瘤的患者时，医疗从业者和患者应该慎重地考虑是否还有其他的选择。目前FDA的观点，不推荐对子宫肌瘤实施腹腔镜下的子宫切除术或在子宫肌瘤核除术中使用电动组织粉碎器进行组织细切取出。"在美国有与此相关的诉讼案件，并且查明其发生率为1/300左右。

图8-4-10　确认止血、腹腔内的冲洗

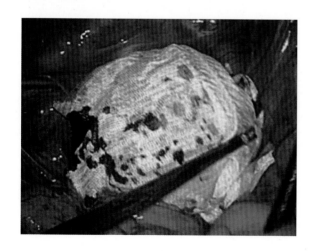

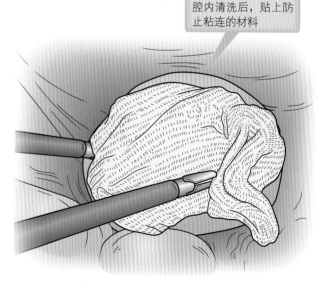

必须确认止血，在腹腔内清洗后，贴上防止粘连的材料

对此，作为最大的医疗器械公司 Johson&Johson 停止了对电动组织粉碎器（Gynecare 腹腔镜用粉碎器）在世界范围内的销售活动，并且按照现有的方法来说，腹腔镜下子宫肌瘤核除术有可能会无法进行。日本妇产科内镜学会向会员迅速地通报了这一情况，再次提醒大家关注。

日本电动组织粉碎器的使用，绝大部分是用在腹腔镜子宫肌瘤核除术中，其中多数的患者都是生育年龄的女性，术前常规进行 MRI 等检查，排除恶性疾病的可能性。因此结果意外为恶性的概率极低。在美国，MRI 检查并不是常规进行的，它用于腹腔镜下子宫次全切除术。但是，无论是开腹，或是腹腔镜下手术，都不可能通过术前检查就能够直接确认诊断，所以如果使用电动组织粉碎器，就会对预后产生影响，那么就会出现无法忽视的情况。因此，学会成立了调查委员会，在迅速调查日本使用状况的同时，也正在以制定指南为方向而锐意努力。

另外，KARL STORZ 生产的组织粉碎器将继续销售。今后在电动组织粉碎器的使用方面，我们会为了最大限度排除恶性诊断而不断努力，对于无法预先诊断的恶性病变的风险及可能影响预后恶化的风险，在知情同意的基础上再次进行确认是非常必要的。

可以说这个手术方式是伴随着医疗器械的进步而发展的。但是，如前所述，由于出现了电动组织粉碎器存在的问题，因此在今后有可能被迫改变手术标本取出的路径。

■文献

[1]　Shiota M, Kotani Y, Umoemoto M, et al：Recurrence of uterine myoma after laparoscopic myomectomy: What are the risk factors?. GMIT 2012；1：34-36.

[2]　Kotani Y, Shiota M, Umemoto M, et al：Efficacy of preoperative gonadotoropin-releasing hormon agonist therapy for laparoscopic myomectomy. Asian J Endosc Surg 2009；2：24-28.

[3]　梅本雅彦, 小谷泰史, 塩田　充：巨大筋腫核出術（腹腔鏡）. OGS NOW No.11 子宮筋腫 こんなときどうする？. p18-25, メジカルビュー社, 東京, 2012.

[4]　日本産科婦人科内視鏡学会編：産婦人科内視鏡下手術スキルアップ　改訂第 2 版. メジカルビュー社, 東京, 2010.

[5]　日本婦人科腫瘍学会編：子宮体がん治療ガイドライン　2013 年版. 金原出版株式会社, 東京, 2013.

第 5 节　腹腔镜下单纯全子宫切除术

北海道大学大学院医学研究科生殖内分泌·腫瘍学分野

工藤正尊　　樱木範明

手术的特征和战略

- 全子宫切除术是在妇科手术中最具有代表性的术式。是最常实施的基本手术，根据手术入路的方法不同，分类为腹式全子宫切除术（Abdominal total hysterectomy，ATH）、阴式全子宫切除术（Vaginal total hysterectomy，VTH）以及腹腔镜下全子宫切除术（Laparoscopically assisted vaginal hysterectomy，LAVH；Laparoscopic hysterectomy，LH；Total laparoscopic hysterectomy，TLH）。近年来随着腹腔镜手术技术以及器械的进步，具有微创性的腹腔镜下全子宫切除术的比例在不断增加。

- 相比于 ATH 来说，VTH 更具低侵袭性，从很久以前就开始进行了。但是，由于子宫的大小、阴道的伸展性、术者的技术等原因，可适用的范围受到了限制。后来导入了 LAVH，使本来因 VTH 手术困难而需要行 ATH 的病例，通过 LAVH 使手术的微创化得以实现。另外，最近不依赖于从阴道进行操作的 TLH 已成为手术的主流。

- TLH 适用于子宫肌瘤、子宫内膜异位症以及子宫腺肌病等良性疾病，但难易程度会随着子宫大小、子宫肌瘤的位置、有无粘连等原因发生变化。另外，由于适应证的疾病不同，其操作也要有所变化，因此掌握腹腔镜下以解剖学理论为基础的精准的基本操作是非常必要的。

- 本章节主要从学习掌握 TLH 术式相关的基本操作方面进行阐述。

手术的流程

1 全身麻醉后再次确认体位（截石位），行阴道、直肠检查，确认子宫的活动性

2 置入腹腔镜，设置端口位置，行头低臀高位

3 放置举宫器（观察阴道穹隆部）

4 探查腹腔内情况
判断预定的手术术式是否可行，尤其是评估输尿管周围、直肠周围的粘连状况

5 切断子宫圆韧带、卵巢固有韧带或卵巢悬韧带，输卵管

6 确认输尿管后，切断子宫阔韧带后叶一直到子宫骶骨韧带附着部位

7 切开膀胱子宫反折腹膜，分离下推膀胱

8 分离主韧带周围的组织，切断主韧带及血管

9 切开阴道壁，离断子宫

10 取出子宫

11 缝合阴道断端、关闭缝合盆底腹膜

12 缝合关闭套管针（Troca）端口刺入部，再次确认阴道壁、阴道断端缝合完全

13 用膀胱镜确认从输尿管口有尿液的流出

检查、诊断

●检查

· 子宫肌瘤、子宫内膜异位症以及子宫腺肌症的相关问诊。
· 内诊、肛诊、阴道镜检查。
· 经阴道或是经腹部超声波检查。
· 子宫癌的检查（子宫颈部、子宫体部）。
· 肿瘤标志物（LDH、CA125、CA19-9 等）。
· 盆腔 MRI 检查（根据需要可进行 MRI 造影法）。
· CT 检查（肺 - 盆腔）。
· 静脉尿路造影检查（IVP）。
· 阴道内常规细菌培养。

●诊断

使用 MRI 检查的情况很多。MRI 对子宫肌瘤和子宫肉瘤的鉴别诊断非常重要。子宫内膜异位症大多会伴有粘连，所以必须预先把握子宫直肠凹陷的状态、卵巢是否有巧克力囊肿。为了确认子宫直肠粘连的程度，考虑进行 MRI 造影法（**图 8-5-1**、**图 8-5-2**）。

适应证和禁忌证

该术式基本是对子宫良性疾病进行的操作。手术前要先排除外子宫体癌、子宫颈癌和子宫肉瘤的存在。切除子宫的回收通常经阴道进行。但是在阴道狭窄的情况下就需要使用组织粉碎器。如果结果是恶性肿瘤的话，就会存在使恶性肿瘤细胞在腹腔内播散种植的可能性。在现阶段，基于 FDA 的警告，根据术前 MRI 检查诊断和病理学检查诊断等要排除恶性的可能。另外，在实施手术时，尽管彻底的术前评价依然还有不能诊断恶性病变的风险及可能使预后恶化的风险，因此针对这一点进行充分的知情交代就显得非常重要。另外，要根据子宫的大小、粘连的程度和术者掌握的技术去充分考量术式的决定是否为恰当的选择。

术前准备

在手术前，为了缩小子宫尺寸，可使用 GnRHa 4~6 个月。和一般的腹腔镜手术一样，为了减少肠道气体的积存，事先开出泻药的处方，在手术前一天使用灌肠和口服洗肠液。对于子宫尺寸较大的病例、怀疑有粘连的病例等，如果可能的话也可以预先储存自己的血液。对于大子宫已经占满盆腔的病例，还应考虑筛查血栓的可能。

图 8-5-1　MRI

用 MRI 造影法发现阴道后穹隆的部分上举，怀疑与子宫底部、直肠之间有粘连

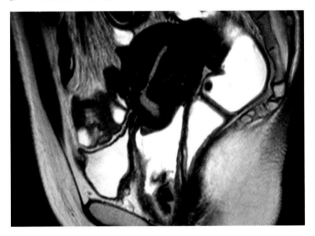

图 8-5-2　腹腔镜开始探查时盆腔所见

与 MRI 成像所见相同，确认为重度的子宫直肠陷凹封闭状态

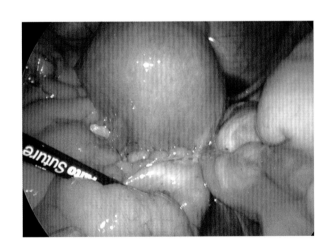

手术的流程

1　全身麻醉后再次确认体位（截石位），行阴道、直肠检查，确认子宫的活动性

　　由于有操作举宫器、取出摘除的子宫等阴道操作，因此需要采用截石位。选择体位时要考虑到有下肢神经损伤（腓神经麻痹和大腿神经麻痹等）的风险、考虑血栓症的发生风险和年龄的因素。术中多使用间歇性充气加压泵。手术中，医生或者是巡台护士也会定期观察并检查小腿的状态。

　　在麻醉状态下可以进行深部的内诊和直肠肛诊，确认子宫的活动性和直肠子宫陷凹周边的状态。

无论怎样向上举提升子宫，但都不能使其在盆腔内移动的病例，则高度怀疑有粘连或者是向阔韧带内（阔韧带系膜）发育的肿瘤。即使是大子宫，但是通过上举提升，也可以使子宫体部向身体头侧移动的病例，则其颈峡部周围的手术视野就比较容易保证，TLH是可以实施的。

2 插入腹腔镜，设置端口位置，行头低臀高位

关于端口设置方法，最好按照各自医院的习惯方法进行。最近的镜子有5mm直径的，但是也足够明亮，不过如果是10mm直径的镜子，即使是出血，术野也不会有视野变暗的压力。除了镜子的端口之外，实行平行法或是菱形法，术者是站在患者的右侧还是左侧，均采用术者习惯的方法就好了。当子宫的尺寸很大时，最好将镜子的端口设置在离肚脐数厘米远的头侧的位置。

有关能量设备，单极和双极是必须准备的，如果平时也使用LigaSure、ENSEAL和SonoSurg（HARMONIC）等，就按照平常的惯用准备好。为了防止肠管滑落掉进盆腔内，留置臀高位在12°~15°的状态。

另外，因为在别的章节中，已详细描述了端口留置的操作方法（p.52）、套管针（Troca）的配置（p.60）和手术视野的展开（p.72）等细节，因此这里就不再展开介绍，请参考这些章节的内容。

3 放置子宫举宫器（观察阴道穹隆部）

举宫器对促进手术操作顺利进行起着非常重要的作用。在进行TLH时，确认阴道穹隆部位是非常重要的。通常使用在举宫器上加置举宫杯，或是使用手术用窥器，加上常有封堵器的举宫杯，目的是可以很好地识别阴道穹隆部及防止当阴道切开时气腹气体的外泄。现在，也有使用在举宫器上加改后的杯状圆管，还有虽然不使用举宫器，但是用在阴道内置入管状物代替举宫杯而使阴道穹隆部在镜下很容易就分辨出来，进而使手术顺利完成，当然这需要一定程度的适应。

使用时还要对阴道穹隆部的阴道壁进行认真的触诊和观察。对于子宫内膜

图8-5-3 子宫内膜异位症病例①
在阴道镜检查时确认了阴道后穹隆部6点方向的紫兰着色结节

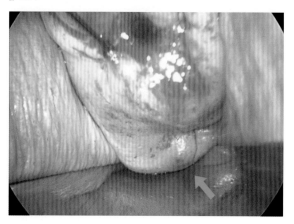

图8-5-4 子宫内膜异位症病例②
在TLH时将阴道壁切开离断子宫后，确认在阴道断端侧残留的紫兰着色结节，并追加切除局部的阴道壁

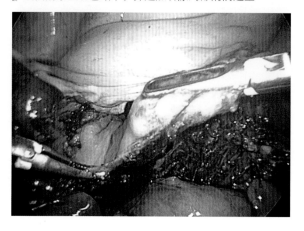

异位症的病例，有时会在阴道穹隆部发现紫兰着色的斑点（**图 8-5-3**）。这种情况下，切除子宫时也必须要切除一部分阴道壁（**图 8-5-4**）。

在子宫颈部留置 2~3 个牵引线，方便进行举宫器的操作。另外，还有助于回收标本时牵引离断的子宫，非常方便。

4 观察腹腔内情况（判断预订的手术术式是否可行，尤其是评估输尿管周围，直肠周围的粘连状况）

置入腹腔镜后首先观察腹腔内情况。包括上腹部和回盲部，确认是否有异常。通过举宫器摆动子宫，确认术野是否可以保证手术进行顺利。

当合并子宫内膜异位症时，如果出现子宫直肠窝封闭，而子宫骶骨韧带轮廓不明了的病例，就要高度警惕术中操作可能会对输尿管和直肠造成损伤。

5 切断子宫圆韧带、卵巢固有韧带或卵巢悬韧带、输卵管

子宫圆韧带、卵巢固有韧带、输卵管等在使用血管闭合系统（LigaSure，ENSEARL 等）进行局部凝固止血后切断。首先将子宫圆韧带切断后，打开子宫阔韧带的前后叶，在充分注意输尿管走行的同时分离卵巢固有韧带并切断。当组织较厚时，需要分几次进行处理（**图 8-5-5**）。

手术后留下的输卵管后续可能会发生恶性肿瘤或积水等，因此即使在保留卵巢的手术时也尽量切除输卵管。如果是不需要保留卵巢，或者有卵巢肿瘤需要切除卵巢的情况下，要连卵巢悬韧带一并切除。

由于卵巢悬韧带与输尿管很接近，因此，要一边确认输尿管的走行，一边分离出卵巢悬韧带，用血管闭合系统电凝后切断。

6 确认输尿管后，切断、分离子宫阔韧带后叶一直至子宫骶骨韧带附着部位

切断卵巢固有韧带后，打开子宫阔韧带后叶，向子宫骶骨韧带附着部进行分离切开。注意不要过于靠近子宫。同时确认输尿管的走行情况。

当合并有子宫内膜异位症时，要注意由于腹膜增厚，不再柔软，并且难以分清输尿管，在这种情况下，要沿着子宫骶骨韧带的外侧缘游离。为了不损伤子宫静脉，要向直肠侧窝方向打开间隙，使输尿管能够向外侧方向靠拢。

图 8-5-5 切断子宫圆韧带、卵巢固有韧带

切断子宫圆韧带、卵巢固有韧带使用血管闭合系统凝固切断子宫圆韧带、卵巢固有韧带，打开阔韧带后叶

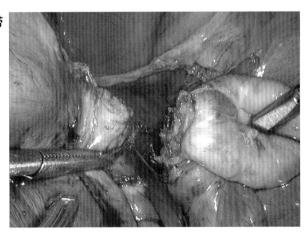

7 切开膀胱子宫反折腹膜，分离下推膀胱

切开膀胱子宫反折腹膜，将膀胱沿着离开子宫的方向剥离。下推膀胱过程中一边确认举宫器的杯缘，一边紧贴着阴道壁分离，这样容易打开结缔组织（图8-5-6、图8-5-7）。这样的剥离不靠近膀胱侧，不容易引起剥离面出血。

在既往有剖宫产手术史的病例中，膀胱被悬吊粘连在子宫前壁上，如果从正中部位强行进行剥离有可能会造成膀胱损伤。在这种情况下，首先在处理完子宫圆韧带后，为了确认举宫杯杯缘的位置，将举宫器向患者的头侧方向顶起，同时用侧入法从膀胱的一侧开始分离疏松组织直至正中的位置，这样会比较安全（图8-5-8）。能够确认居于膀胱侧位的脂肪组织就可以更好地进行正确剥离了。

8 分离主韧带周围的组织，切断主韧带及血管

处理主韧带时，不一定必须在辨识子宫动脉后同时进行分离结扎（凝固）或切断，在手术开始的时候，就要在切断子宫圆韧带和卵巢固有韧带时确认好输尿管的走行，之后在输尿管和子宫动脉交叉部的外侧分离结扎（凝固）子宫动脉，这样才可以实现计划，减少术中出血量（图8-5-9）。另外，明确了输尿管的走行后，之后的操作步骤就可以放心了。

但是，初学者往往在这些操作中却造成了子宫动脉周围的静脉出血。这时又要使用能量器械进行止血操作，由于距离输尿管比较近，就会有发生热损伤的风险。最好是在一定程度上习惯了规范术式之后再进行这些操作。

图 8-5-6 打开膀胱子宫反折腹膜，分离膀胱①
举起举宫器，使其勾勒出明显的杯缘轮廓

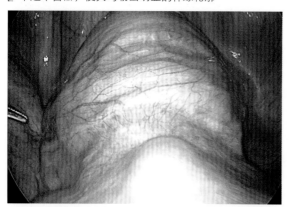

图 8-5-7 打开膀胱子宫反折腹膜，分离膀胱②
确认举宫杯的边缘后，紧贴阴道壁切开阴道穹隆部

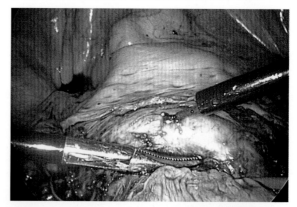

图 8-5-8 既往有剖宫产病例的膀胱子宫陷凹
与图8-5-6不同，从正中剥离是很困难的，所以要从侧方进行剥离

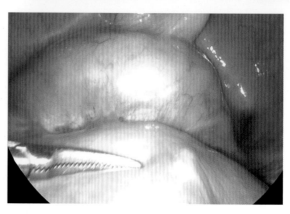

在切断主韧带时，首先为了确认举宫器的边缘，要将举宫器向患者头侧的方向有张力地顶起。沿着阴道壁分离主韧带的膀胱侧和子宫骶骨韧带侧杯缘部分的组织，再将主韧带血管平行地向下按压时，就可以辨识出成束的主韧带血管。如果从沿着杯缘开始 1cm 左右的子宫到切断阴道壁的轮廓都很清晰，就先在这个位置上用 2-0 的可吸收线缝合结扎血管束（**图 8-5-10**）。

之后，用双极电凝钳或是血管闭合系统电凝切断主韧带的子宫侧。切断后的断端会从阴道壁上分离下来至结扎线的水平（**图 8-5-11**）。

图 8-5-9 处理主韧带的前半部分

在主韧带的前方分离、结扎子宫动脉

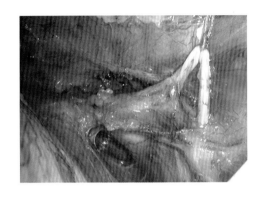
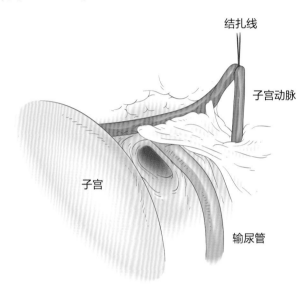

图 8-5-10 缝合结扎主韧带血管

分离主韧带血管周围的组织，用 2-0 可吸收线缝合、结扎主韧带血管

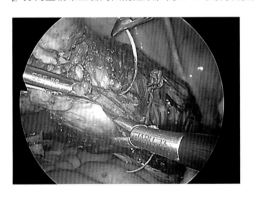
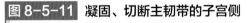
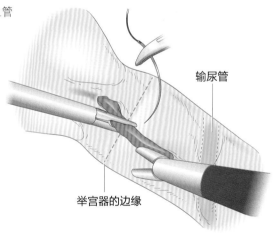

图 8-5-11 凝固、切断主韧带的子宫侧

凝固、切断主韧带血管，使断端从举宫器杯缘阴道部分剥离而滑缩到下方

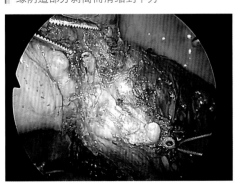
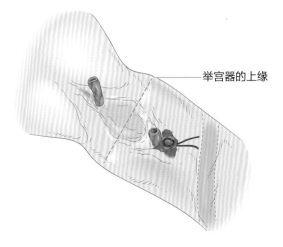

虽然不进行缝合、结扎就可以做凝固、切断，但是在切断后，为了能更容易地辨识组织是从哪里离断的，进行局部缝合后结扎还是很有意义的。

9 切开阴道壁，离断子宫

处理主韧带后，就很容易确认举宫器杯缘部分除子宫骶骨韧带附着部分以外的前方、侧方（**图8-5-12**）。对子宫骶骨韧带，如果没有子宫内膜异位症等异常所见，就不必在离断子宫的地方单独切断。

如果举宫器杯缘非常清晰，就可以连续性一次切断，为了确保后续阴道断端的缝合顺利，沿着杯缘连同子宫骶骨韧带弓形部分可以一起剥离下去（**图8-5-13**）。

为了确认操作时整体一圈杯缘可见，可让带有封堵器的部分膨胀起来，防止气体泄漏，在拔去举宫器后插入阴道内管状物，管状物的前端顶在阴道的穹隆部，一边确认切开线的轮廓，一边以单极电钩切开阴道壁，离断子宫。

10 取出子宫

在切断阴道穹隆部后，如阴道够宽阔的话，就可以连着举宫器一起将子宫从阴道取出至体外，在使用阴道管状物的情况下，需要用钳子等钳夹住宫颈，并将子宫牵拉到阴道管状物中，进入阴道内逐步取出子宫，回收。

当从阴道侧无法取出整体很大的子宫时，首先从阴道一侧以单钩钳子等把持牵引宫颈部分，阻止气腹的气体外泄，然后插入阴道直角拉钩，按照阴式手术的要领将子宫分割后逐步回收。

在阴道非常狭窄的情况下，可以通过增加会阴切开的操作，来顺利取出子宫。使用组织粉碎器当然能够回收顺利，但就如同前述的那样，在现阶段，以FDA的劝告为基础，要依据术前的MRI诊断和病理学诊断等排除恶性的可能性。另外，在实施手术时，尽管我们进行了全面的术前评估检查，但是面对有些无法诊断的恶性病变的风险以及让预后恶化的风险，充分的术前沟通、知情同意是很重要的。

图8-5-12 主韧带处理后
举宫器轮廓的前方、侧方都变得很清楚

图8-5-13 确保完全缝合
分离子宫骶骨韧带的弓形部分，向下推，可见举宫器杯缘的轮廓变得清晰

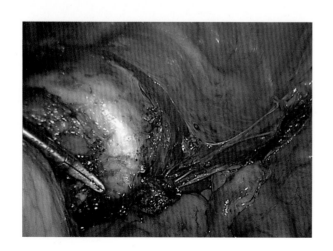

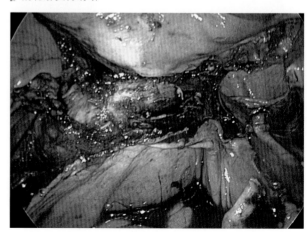

11 缝合阴道断端、关闭缝合盆底腹膜

在 TLH 的情况下，阴道断端的缝合在规定意义上是在腹腔镜下进行，如果阴道侧有很好的空间，经阴道在直视下的阴式缝合也不是不可以。从阴道侧缝合时，要使用阴道管状物或封堵器以防止气腹泄漏（**图 8-5-14**）。

在缝合中使用 1-0 或 2-0 的合成可吸收线（**图 8-5-15**）。在阴道壁缝合后，要在腹腔镜下再次确认阴道断端周边没有活动性出血，盆底腹膜使用 2-0 的合成可吸收线进行缝合。

如果拟缝合的腹膜部分很充分的话，就可以将腹膜全部缝合起来（**图 8-5-16**）的医院，有只将断端覆盖起来的中部缝合（**图 8-5-17**）或不关闭盆底腹膜的医院。

为了防止术后断端周围形成粘连，在腹膜缺损面积较大的情况下，也有使用纤维蛋白膜及氧化纤维素等覆盖的情况。

图 8-5-14 开放的阴道管腔与为防止气体泄漏的阴道管状物

在阴道管腔的 3 点、9 点方向，能够确认主韧带的结扎缝合线（箭头）

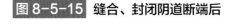
图 8-5-15 缝合、封闭阴道断端后

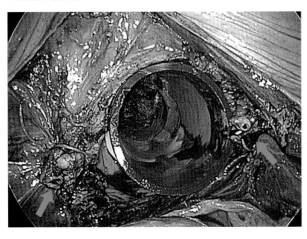

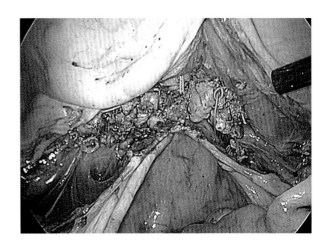

图 8-5-16 缝合所有的盆底腹膜，使腹膜没有缺损的状态

图 8-5-17 只为了遮盖阴道断端部分，仅在断端正中部缝合腹膜

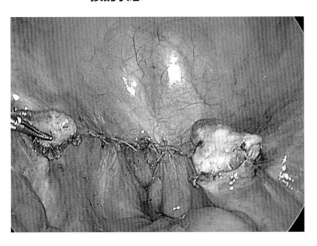

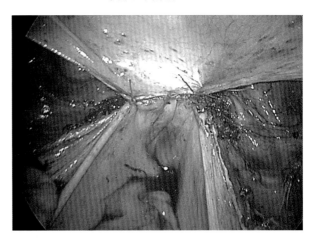

12 缝合关闭套管针（Troca）端口刺入部，再次确认阴道壁、阴道断端缝合完全

再次确认观察腹腔内无异常，充分冲洗盆腹腔、吸净血液等。如果没有必要的话可以不留置引流管，要根据状况判断是否使用，对于初学者而言，留置引流管了解盆腔内状况也是无可厚非的。

通过内诊判断阴道断端的状态，并且通过阴道镜检查窥器检查确认缝合状态，确认回收标本过程中有否阴道壁的裂伤。

13 用膀胱镜确认输尿管口有尿液流出

处理主韧带的时候，结扎输尿管的可能性较低，但为了确认是否由于缝合线而导致输尿管被结扎或者是输尿管狭窄等，需用膀胱镜确认输尿管口有尿液流出，才可以安心（**图 8-5-18**）。

另外，阴道断端缝合腹膜的时候，可静脉注射靛蓝胭脂红 1/2-1A，之后施行膀胱镜，或是用 5mm 的腹腔镜，向膀胱内注入 100mL 左右的生理盐水，镜子可以直接从尿道插入代替膀胱镜。看到有蓝色的尿液喷出。当然在这种情况下，要注意降低镜子的照明度，避免增加热量。

注意事项 & 技巧

注意勿损伤输尿管

● 对于输尿管损伤，要掌握正确的解剖知识以避免导致损伤。

　（1）切断卵巢悬韧带时。

　（2）切断阔韧带后叶（子宫骶骨韧带）时。

　（3）切断主韧带时。

　（4）缝合阴道断端时。

　（5）缝合盆底腹膜时。

● 在术中 1~5 的操作中一定要确认输尿管的走行。要注意即使在 1 或 2 的操作中已经确认将输尿管充分地进行分离，而实际在 3 和 4 操作时依然要注意距离输尿管很接近。如**图 8-5-10** 所示，重要的是在处理主韧带血管时，要仔细地分离结缔组织，使输尿管能够远离阴道穹隆切断线、阴道断端缝合时的缝合线。作为损伤时的应对措施，与泌尿科医生合作很重要。

图 8-5-18 确认膀胱镜下输尿管口有尿液流出

确认从输尿管口有靓蓝胭脂红流出

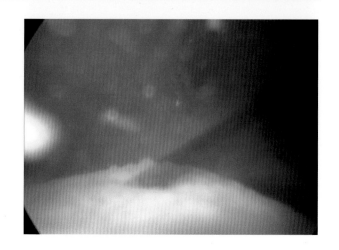

注意事项 & 技巧

可能会发生的阴道断端裂开

● 有 TLH 后阴道断端裂开的报道。原因是：①阴道断端周围组织的热损伤以及血运不足导致切口未完全愈合；②为了扩大视野，使阴道断端缝合的厚度不够；③腹腔镜下缝合的强度不够；④用微创手术的低侵袭性，使早期恢复日常生活成为可能，因此由于增加腹压的原因使阴道断端受到压力的刺激；⑤患者中较年轻者居多，由于是微创手术侵袭性低，因此在创伤愈合之前就恢复了性生活等原因。虽然发生频率较低，约为 0.6%，但是这暗示了术后早期恢复性生活后有发生阴道断端裂开的可能性，因此术后性交恢复时间控制在 3 个月左右应该是没有问题的。

■文献

[1]　塩田　充ほか：産婦人科領域における腹腔鏡手術の現状と将来. 産婦人科治療 2011；103：569-575.

[2]　田中理恵子ほか：われわれの妊孕能温存希望のある症例に対して行う子宮内膜症巣除去術式 における子宮マニピュレーター操作の工夫. 日本エンドメトリオーシス学会雑誌 2010；33：196-199.

[3]　羽田智則ほか：全腹腔鏡下腔式子宮全摘術（TLH：Total Laparoscopic Hysterectomy）後の腟断端離開. 日本産科婦人科内視鏡学会雑誌 2010；26：275-280.

第 9 章
宫腔镜

第1节 检查用宫腔镜设备：软性镜

順天堂大学医学部附属順天堂東京江東高齡者医療センタ-婦人科

齊藤寿一郎　　氏平由紀　　菊地 盤

手术的特征和战略

● 宫腔镜是经阴道、在直视下对子宫颈管、子宫腔内进行观察的内镜。可作为对子宫颈管、子宫腔内病变的诊断及子宫内膜息肉、子宫黏膜下肌瘤、子宫纵隔、子宫腔粘连症（Asherman syndrome）等子宫腔内病变的术前检查。子宫腔内的空间是通过用点滴用袋装的生理盐水、甘露醇液、葡萄糖等的液体扩充，并不断进行灌流和冲洗宫腔来维持的。宫腔镜检查要求在不发生出血、感染等副作用的情况下进行。

● 子宫腔内的病变（**表 9-1-1**），在呈现出各种各样症状的同时，还会对着床等的子宫内环境造成影响，从而成为导致不孕症、不育症的原因。另外，还会影响受孕和继续妊娠、分娩等。在检查病变原因时，宫腔镜检查是必不可少的。对于病变有明显症状的病例和对妊娠、分娩形成阻碍的病例，有必要进行宫腔镜下的处理和实施宫腔镜手术。

● 作为软性镜的纤维性宫腔镜，具有操作性能强、操作容易，虽然形成的图像与硬性镜相比画质稍差些，但却是可以在无须麻醉和宫颈管没有扩张的情况下，在门诊就进行的检查。在本章节中，对这种以观察为目的的诊断用纤维性宫腔镜进行了介绍。

● 硬性镜使用时需要扩张子宫颈管，检查时需要做镇痛管理，虽然操作性能相对较差，但是会获得清晰的图像。硬性镜被广泛应用于详细的观察和组织活检、子宫内膜息肉切除术、输卵管选择性通水等处理和宫腔镜手术。

表 9-1-1 子宫腔内病变

1	子宫内膜息肉	
2	子宫肌瘤	子宫黏膜下肌瘤肌壁间肌瘤
3	子宫畸形	
4	子宫腔粘连（Asherman syndrome）	
5	子宫内膜增殖症	
6	子宫内膜癌	
7	流产或胚物娩出后残留	
8	胎盘残留、胎盘息肉	
9	子宫腔内异物（IUD）	

检查、诊断

宫腔镜检查，需要使用到镜子（摄像系统）、光学系统的设备及记录设备等。另外，灌流液也是必须要准备的。

操作者在了解设备及机器等使用目的及使用方法的同时，还要熟悉及掌握操作技巧。要充分想到并发症及其对应措施，通常在脑海中要随时有应对紧急情况的准备和迅速应对的方法。另外，还要留意设备和机器的全面检查工作。

检验的流程

1 检查前不必限制饮水进食

2 测定生命体征

3 检查前排空膀胱

4 更换医院准备的检查服

5 使用镇痛药品

6 扩张子宫颈管

7 确认纤维性宫腔镜的消毒

●内镜

宫腔镜中，纤维性宫腔镜分为软性镜和硬性镜。纤维性宫腔镜（**图 9-1-1**）操作性能强、操作容易，大部分的病例都不需要扩张子宫颈管，不需要以镇痛、镇静等为目的的麻醉，更不需要扩张子宫颈管及不需要使用钳子把持宫颈，就能够进行检查，所以已广泛普及。纤维性宫腔镜分为诊断用纤维性宫腔镜和在镜体上配备有处置用的钳道，可插入活检钳、分离钳、剪刀，能够进行宫腔内操作的处置用纤维性宫腔镜。除此之外，还有在镜体的前端内装有微型的CCD，通过视频转播器处理图像，获得高清图像的摄像宫腔镜（电子宫腔镜）。由于不使用纤维传导图像、因此电子纤维镜不会因为纤维断裂而产生图像传输中的黑点。

在使用硬性镜的病例中，进行子宫颈管扩张或检查时需要进行管理疼痛。硬性镜在操作性上相对较差但是可以获得很清晰的图像。硬性镜广泛应用于详细观察和组织活检、切除子宫内膜息肉及输卵管选择性通水等的处理以及宫腔镜手术。

8 实施经阴道超声检查
↓
9 消毒阴道以及子宫颈部
↓
10 准备纤维性宫腔镜
↓
11 开始检查
↓
12 观察子宫颈管内
↓
13 通过子宫内口
↓
14 观察子宫腔内的情况
↓
15 宫腔镜检查结束
↓
16 再次进行经阴道超声检查
↓
17 确认有无子宫的活动性出血
↓
18 消毒阴道以及子宫颈部
↓
19 开经口服用的处方抗菌药品

图 9-1-1　纤维性宫腔镜

a：诊断用纤维性宫腔镜

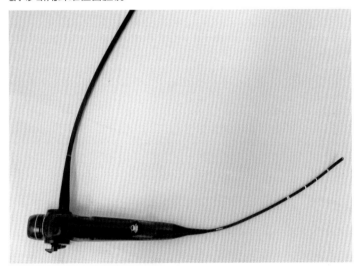

c：纤维性宫腔镜
因镜子的前端可以弯曲，所以会很容易观察子宫腔的上下左右的情况

b：纤维性宫腔镜

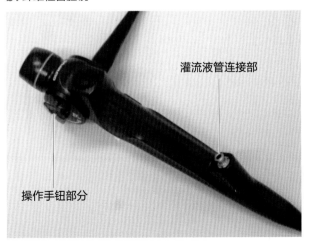

灌流液管连接部

操作手钮部分

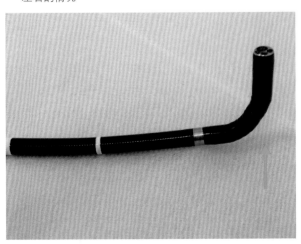

183

●光学系统，记录设备（**图 9-1-2**）

（1）光源装置：光源是利用氙气灯产生的冷光源，因不会向镜子的前端传导热量，可避免烫伤的发生。

（2）监控器系统：影像在显示器上被投映出来，通过记录装置而保存在 DVD 等记录介质中。

●灌流液

将灌流液的袋子置于上方，将点滴装置的输液管连接到镜子的入水口，并通过落差产生压力进行子宫腔内的灌流。灌流液具有扩张子宫腔、冲洗内部的血液、清洗漂浮物、确保观察视野清晰的作用。可使用生理盐水、葡萄糖液、甘露醇等液体。

选择检查方法

子宫腔内病变的检查方法有以下几种。宫腔镜检查是判断宫腔镜手术是否有手术适应证的必要条件。在测量病变的大小等方面超声宫腔造影（SHG）具有优势。

●经阴道超声检查

对诊断子宫腔内病变非常有意义。虽然很容易描述出子宫内膜和病变位置的关系，但是经腹超声更适合描绘出多发性或是巨大病变的整体情况。由于在检查时能够进行实时观察，因此可以较容易地判断定位，但是对于保存图像的定位判断会产生困难，所以需要格外注意。

●超声宫腔造影（SHG）

是指经阴道超声下将液体注入子宫腔内而产生的超声子宫腔影像（**图 9-1-3**），在诊断突向子宫腔内的病变和判断宫腔镜手术的适应证方面具有优势。

● MRI

MRI 可以明确子宫整体和各种各样病变的位置关系、明确与膀胱、直肠等邻近脏器的相互位置关系，也有助于与患者说明病症。

●宫腔镜检查：软性镜

纤维性宫腔镜，硬性镜。

●子宫输卵管造影检查

能够判断子宫腔内病变对子宫内膜的影响。

检查的适应证、禁忌证

●宫腔镜检查的适应证（**表 9-1-2**）

对于有子宫异常出血、月经过多、月经过长、月经过少、无月经等症状，对于有不孕症、不育症等既往史的子宫腔内的详细检查，对有宫腔内病变、子宫畸形、宫内异物的详细检查。

●检查的禁忌证。

（1）衣原体感染，淋菌感染病例。

（2）发热。

（3）大量子宫出血。

（4）妊娠、怀疑妊娠的病例。

●在宫腔镜检查时可能产生的副作用

（1）疼痛：由于灌流液使子宫腔扩张继而灌流液又再排出，

图 9-1-2 光学系统，记录设备

a：监控系统

从上面开始为电视显示器、光源、摄像系统、彩色打印机

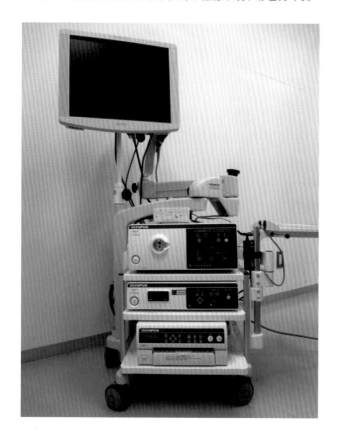

b：刻录系统

把视频录在 SD 卡上

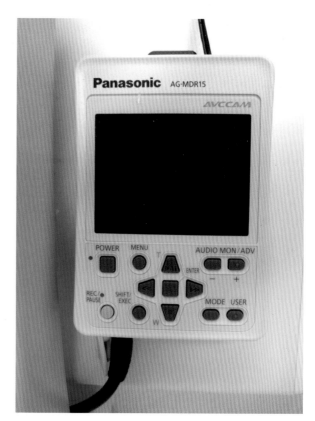

使子宫肌层出现生理性的收缩，从而出现像月经痛那样的症状。

（2）腹胀症状：灌流液经由输卵管会流入腹腔，由此产生腹胀感和明显的压迫感。

（3）出血：有时会产生子宫不正常出血。通常情况下会自然止血，但有时会合并感染而导致子宫内膜炎和发生子宫腔粘连，这一点必须要注意。

（4）感染：要给予口服抗菌物品。

（5）衣服的污染：有的时候灌流液会把衣服弄脏。建议要更换检查服。

检查前的准备

根据需要，进行采血化验相关的病毒感染指标（HBV、HCV、梅毒反应、HIV 等），血常规检查，血清 Fe、TIBC 以及铁蛋白检查。

为了预防术后子宫颈管和子宫腔再次粘连等，在宫腔镜检查前要进行阴道分泌物培养检查、子宫颈管衣原体检查、淋菌检查、子宫颈细胞学检查，并确认阴道或子宫颈管内是否存在感染。如果有感染，要在治疗后再进行宫腔镜检查。

图 9-1-3　超声子宫输卵管造影（SHG）——子宫内膜息肉

子宫内膜息肉的周围还留有宫腔镜检查时残余的灌流液（↑，↓），可清晰地描述出病变。同时还可进行病变部位的相关测量

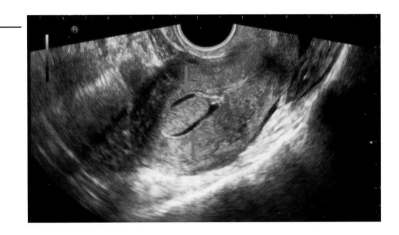

表 9-1-2　宫腔镜检查适应证

1	症状：子宫不正常出血、月经过多、月经过长、月经过少、无月经
2	不孕症、不育症
3	子宫内膜细胞学检查中有异常所见的病例
4	子宫输卵管造影有异常的病例
5	子宫腔内病变（肿瘤性病变）：子宫内膜息肉、子宫黏膜下肌瘤、子宫内膜增殖症、子宫内膜癌
6	宫腔粘连（Asherman syndrome）
7	胎盘残留、胎盘息肉
8	子宫畸形
9	流产或畸形胎儿娩出后的残留
10	宫腔内异物（IUD）
11	子宫颈管的异常倾屈（流产手术后，分娩后，频繁地人工授精）

检查的流程

宫腔镜检查时期

对于性成熟期女性，根据月经周期子宫内膜会有周期性的变化，因此选择在月经刚刚结束后子宫内膜较薄的增殖期检查最为合适。闭经后的女性，如果没有明显的出血，那么原则上可以选择任何时期做检查。

如果确认有明显的子宫不正常出血、发热、感染的情况，则要暂缓检查。

实施检查的场所（图9-1-4）

一般来说，在门诊的妇科检查室就可以进行检查。

1 检查前不必限制饮水、进食

检查前没有必要限制饮水、吃饭、行动。

2 测定生命体征

检查时或者检查结束后，有时会有不适的感觉。检查前要测量体温、脉搏、血压。

3 检查前排空膀胱

如果膀胱非常充盈，则由于高辉度区域而无法得到恰当的经阴道超声检查的图像。

图9-1-4 检查的房间

在门诊的妇科检查室内就可以进行检查

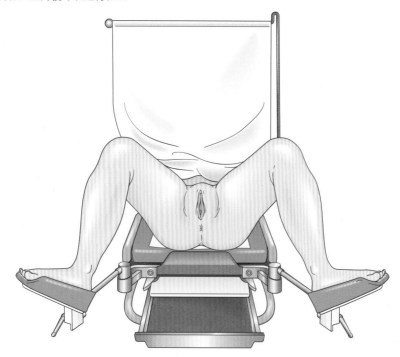

4 更换医院准备的检查服

由于灌流液可能会弄脏患者的衣服，所以要更换医院准备的检查服。

5 使用镇痛药品

在遇到未产女性或是高龄女性等病例时，考虑到检查可能会带来疼痛的症状，特别是必须要牵拉子宫颈的病例，要考虑使用镇痛镇静药物（二氯苯钠栓剂、吲哚美欣剂、苯胺唑剂）。使用纤维宫腔镜时，由于沿着子宫颈管和子宫内口的方向进入，与周围组织的接触较少，因此可以不使用镇痛镇静剂。

6 扩张子宫颈管

对于未产女性或高龄女性等镜体进入子宫颈管困难的病例，可以使用昆布式棒等材料缓慢地帮助扩张子宫颈管。纤维宫腔镜的直径很细，所以操作时不需要扩张子宫颈管。

7 确认纤维性宫腔镜的消毒

要确认宫腔镜无菌消毒，且一定是规范进行的。

8 实施经阴道超声波检查

进行超声波检查，观察子宫颈部、子宫体部、附件、病变。

9 消毒阴道以及子宫颈部

严格对阴道和子宫颈部进行消毒。

10 准备纤维性宫腔镜

确认纤维宫腔镜和光源、CCD 相机以及灌流液的连接。

11 开始检查

首先将纤维宫腔镜经子宫颈管缓慢插入。

由于是纤维性镜体，与硬性镜相比，即使在子宫颈管倾屈度较大的病例，疼痛也会较轻，而且插入比较容易。

12 观察子宫颈管内

一边从子宫颈外口向颈管内缓慢进入，一边沿着颈管腺体的走行方向进行观察（**图9-1-5**）。在分娩后或有多次宫腔内操作（流产手术、人工授受精等）史的病例中，往往显示子宫颈管倾曲度较大，镜体只要沿着宫颈管腺体的走行方向平行地缓慢插入，就可以相对容易地到达子宫内口。

没有必要非得用宫颈把持钳夹持宫颈后将其抻平才能完成检查。在进入过程中要注意确认是否有子宫颈管息肉。

13 通过子宫内口

镜体进入到子宫颈管内要稍稍停留一下，由于灌溉液流入及压力就会使子宫内口自然地张开（**图9-1-6**）。一旦通过了子宫内口，就会顺其自然地被导入子宫腔。紧接着子宫腔逐步被灌流液扩张而便于观察。

图 9-1-5 子宫颈管内

沿着颈管腺体的走行方向（←）逐步进入，可观察到子宫内口

a：沿着颈管腺体的走行（箭头）逐步进入　　　　b：由于灌流液流入，子宫内口逐步地开始扩张

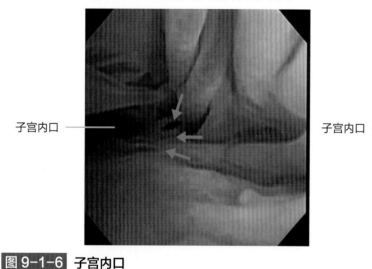

子宫内口 ————　　　　　　　　　　　子宫内口 ————

图 9-1-6 子宫内口

从 a 到 b 的变化时间大约为 4s

a：通过子宫颈管，到达子宫内口附近停留等待　　　b：灌流液向子宫腔内流入，使子宫内口扩张

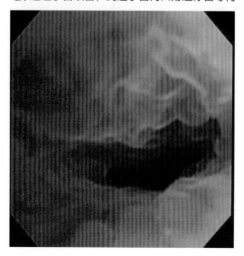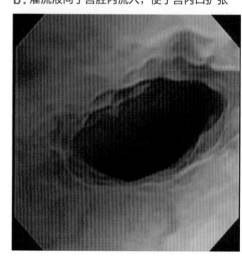

14 观察子宫腔内的情况

观察子宫前壁、子宫后壁、子宫底、左右输卵管口、病变部位的情况。子宫腔内的前后壁、子宫底部、两侧输卵管口、子宫内膜的颜色会随着月经周期的变化而变化，要观察子宫腔内的宽度、子宫腔长度（cm）、子宫前后及左右倾屈的程度、子宫腔内病变（位置、形状、数量、颜色、诊断）、畸形、有无异物等。由于纤维宫腔镜的镜子前端是可以上下左右活动的，因此观察两侧输卵管开口等的效果都很好。在自然状态下，子宫前壁及后壁的内膜是相互贴合在一起的。

通过进行充分的子宫腔内扩张（灌流液），可以防止宫腔镜与子宫内膜接触而发生出血。

15 宫腔镜检查结束

确认观察部位没有出血后，结束宫腔镜检查。为了预防子宫腔内粘连，要尽量避免子宫腔内和宫颈管内的出血。纤维宫腔镜由于可以避免与周围组织接触，因此也不容易出血。

16 再次进行经阴道超声波的检查

宫腔镜检查结束后，立刻再次用经阴道超声波检查子宫颈部、子宫体、附件、并进行病变的观察。此时，灌流液的一部分残留在子宫腔内，恰好利于超声宫腔造影（SHG）（图 9-1-3）的检查。可进行病变的性状确认（子宫黏膜下肌瘤、子宫内膜息肉、宫腔粘连、中隔子宫），可测量病变的大小，并针对病变的部位进行诊断。通过宫腔镜检查与 SHG 结合，可以确认是否为宫腔镜手术的适应证。

17 确认有无子宫的活动性出血

再次确认子宫腔内和宫颈管内无活动性出血。

18 消毒阴道以及子宫颈部

再次对阴道和子宫颈部进行消毒。

19 开经口服用的处方抗菌药物

开 2d 的口服抗菌药物。

确保视野

● 为了使子宫腔扩张和获得清晰的图像，使用灌流液是必需的。通常使用生理盐水和葡萄糖液。欧美国家的医生则多使用CO_2气体。为了保持适当的宫腔扩张，就要给灌流液施加流入压力。另外，通过调整光源来保持宫腔内适当的亮度。

● 如果使用消毒液对宫腔镜进行消毒时，取出宫腔镜后要用灌流液充分地冲洗附着在镜体及入水通道上的消毒药液，之后才能开始使用宫腔镜。

● 为了能更好地观察细微部分，要在子宫腔内充满灌流液而且同时不能让灌流液中的空气气泡进入宫腔（**图9-1-7**）。

检查记录

● 做好检查后记录及说明或治疗方针的讨论等一些必要的文书。

● 在检查记录中，要包括宫腔镜检查照片、宫腔镜检查的视频、宫腔镜图表等，在专用纸上记录、描述检查所见，以及经阴道超声检查照片、SHG照片等。

检验时间

● 宫腔镜检查要注意的关键是要在短时间内结束宫腔镜操作。

● 宫腔镜检查时，要确保恰当的视野使之易于观察，要让被检查者的疼痛最轻，还要让灌流液进入腹腔内的可能性最小等。因此，最好是在检查刚开始后，再让灌流液流入子宫腔内。

● 检查时间一旦过长，由于灌流液的刺激，子宫体部就会反复收缩和扩张。当子宫收缩时，宫腔内的观察会变得困难，而且被检查者也会出现疼痛，还会产生有灌流液流入腹腔，很难再继续进行检查的情况。

为了避免并发症发生的注意事项

● 规范地操作宫腔镜，规避并发症的发生：经子宫颈管缓慢地插入纤维宫腔镜，开始观察子宫腔内的情况，过程中要尽量不损伤组织并流畅进行，防止因检查引起的出血，才能进行充分的观察，还要防止发生子宫穿孔、宫腔感染等并发症。

● 纤维性宫腔镜的消毒、灭菌：每个病例使用后的宫腔镜都是使用消毒药液的浸泡（氟氯制剂等）来消毒，镜子在取出后使用之前为了不让消毒药液残留在镜体上，要用流水仔细充分地冲洗。在宫腔镜检查后，也要立即用温水冲洗，并用海绵或纱布等擦拭洗净，再将其浸泡在消毒药液中。

● 尽可能在检查结束后或周末时进行气体（EOG）熏蒸等灭菌。

图 9-1-7 **子宫腔内的气泡**

由于有气泡的存在，会对视野观
察产生影响

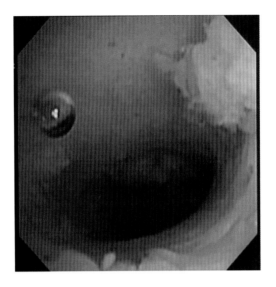

**注意事项
&
技巧**

警告

●对于纤维性宫腔镜，由于光导纤维的折断将会妨碍镜子的视野，所以要小心仔
　细地取放宫腔镜。

**注意事项
&
技巧**

来自指导者的建议

●即使是宫腔镜检查，详细地检查记录也是很重要的。

●检查留存的图像，在对患者的说明等方面会具有说服力。另外，在学会发表、
　书写论文时也可以使用。在产生医疗纠纷的时候，也是有用的医疗记载资料。

■文献

[1]　日本産科婦人科学会編：産婦人科診療ガイドライン　婦人科外来編 2011. p57-61, 2011.
[2]　Olive DL：The surgical treatment of fibroids for infertility. Semin Reprod Med 2011；29：113-123.
[3]　Kroon B, Johnson N, Chapman M, et al：Australasian CREI Consensus Expert Pancl on Trial cvidcncc（ACCEPT）
　　　group. Fibroids in infertility-consensus statement from ACCEPT（Australasian CREI Consensus Expert Panel on
　　　Trial evidence）. Aust N Z J Obstet Gynaecol 2011；51：289-295.
[4]　Marret H, Fritel X, Ouldamer L, et al：CNGOF（French College of Gynecology and Obstetrics）. Therapeutic
　　　management of uterine fibroid tumors: updated French guidelines. Eur J Obstet Gynecol Reprod Biol 2012；
　　　165：156-164.

第2节　检查用宫腔镜设备：硬性镜

滋賀医科大学産科学婦人科学講座

髙島明子　　村上　節

手术的特征和战略

● 宫腔镜检查是指经阴道进入子宫腔进行观察的内镜，需要灌流液在子宫腔内相对停留并进行观察。

● 超声检查、子宫内膜细胞学检查疑似有病变的，以及月经异常的病例多选择进行宫腔镜检查。

● 硬性镜显示图像清晰鲜明、有较细直径的钳道可使用钳子等，在镜下可以准确地进行内膜活检、病变切除、异物取出等处理。与软性镜相比，硬性镜手术前需要对子宫颈管进行必要的扩张，因此在操作性方面可能会略显逊色并要求有一定的手术技巧。另外，根据硬性镜的直径不同，有时需要麻醉，但通过追加或是改进一部分器械，就可以直接进行宫腔镜手术操作了。

检查方法的选择

硬性镜图像鲜明清晰，能很好地描绘出隆起病变和异常血管。通过使用镜下钳子、细径钳道，可以进行镜下活检、病变切除和相应的处置。另一方面，由于前端无可弯曲性且视野角度有限，所以有时会产生视线死角。还有，由于镜筒是硬的直线型的，所以由于硬性镜的直径、子宫腔的形状或是操作方法都会使受检者出现疼痛。因此根据病例、宫腔镜的直径，需要在术前选择宫颈管的扩张和麻醉。对于在宫颈管和子宫腔方面没有大的倾曲偏位，想仔细观察病变时，使用硬性镜效果好。由于能够展示优质的图像，因此比较适合用于子宫内膜病变（子宫内膜癌、内膜增殖症、子宫内膜息肉）和子宫肌瘤的观察上。一般来说，如果镜子直径在 4mm 以下，就可以进行无麻醉的检查。随着宫腔镜的细径化改进过程加快，已经有了硬性镜镜体直径 2mm、配备灌流液套管时直径为 3.6mm 的宫腔镜。用细径硬性镜操作时使无麻醉操作得以实现。

对于评估到未经阴道分娩的、闭经前后宫颈管扩张困难的病例，如果只需要以观察为目的而不需要进行止血等处理时，可选择使用细径硬性镜，在需要进行止血处理，则之后转换成电切镜手术时，通常选择普通硬性镜。

适应证和禁忌证

● 适应证

在怀疑子宫内膜病变时使用，如有子宫异常出血。月经过多等症状，超声检查确认有病变，或是子宫内膜细胞学检查发现有异常结果时使用。

对以下的诊断有意义

· 子宫腔内病变：子宫内膜息肉、黏膜下子宫肌瘤、子宫内膜增殖症、子宫内膜癌。

· 子宫腔粘连（Asherman、syndrome）。

· 宫腔内异物：胎盘残留、胎盘息肉、宫腔内异物（子宫内避孕器具等）。

在以下手术术前检查中使用

· 子宫内膜息肉、子宫黏膜下肌瘤、纵隔子宫、宫腔粘连。

● 禁忌证

在子宫颈管、子宫及附件有炎症的急性盆腔内感染时、希望继续妊娠时，禁止使用。

选择检查时间

对于育龄期女性，选择在非妊娠时子宫内膜相对不厚的月经刚刚结束——排卵前的增殖期进行检查，这样观察宫腔及病变会比较清晰。

检验的流程

1 检查前准备：连接设备、器械、麻醉

2 插入硬性镜（细径硬性镜）

3 观察子宫颈管、子宫腔内

4 活检等的处理方法

5 取出硬性镜

6 需要扩张颈管的情况

偶发并发症

Jansen 等的研究显示，宫腔镜检查时偶发并发症的发生率为 0.13%（14/1085），全部为子宫穿孔。根据记录发现子宫穿孔的原因为颈管扩张 10 例，宫腔镜 4 例。

另外，据 Propst 等的报道，宫腔镜检查的偶发并发症发生率为 1.7%（7/410），主要为子宫穿孔、视野不良、子宫颈管扩张困难及住院时间延长。

宫腔镜检查时必须要注意子宫穿孔、子宫颈管裂伤、感染及检查后出血。对于出现子宫穿孔、子宫颈管裂伤等问题，要通过建立合理的检查计划，例如宫腔镜检查前的阴道内诊和经阴道超声波检查，评估子宫颈管扩张、麻醉的必要性、对宫腔镜及使用器械的选择等。对于子宫颈管扩张困难的病例，还要考虑进行 MRI 检查以及其他检查。

检查的流程

1 检查前准备：连接设备及器械、麻醉

● 经阴道超声波检查

在宫腔镜插入操作前应进行阴道内诊和经阴道超声波检查。确认子宫颈口状态（有否狭窄）、子宫颈管至宫腔的方向、子宫腔的长度，选择检查用镜子（软性镜、硬性镜），确认是否需要扩张子宫颈管，是否有麻醉的必要性。这些都作为使用硬性镜插入方向的参考条件。

● 设备连接

进行硬性镜光源导线、摄像系统导线、持续灌流式检查套管、灌流液用导管、排出液导管的连接，并设定好检查过程记录用的设备。调整硬性镜的上下位置、对焦。确认画像是否被存储记录。

● 灌流液

如果为检查、处理用的情况，就选择用生理盐水。当使用单极电流时，则使用山梨糖醇、甘露醇等非电解质溶液。灌流压力调整到 10~13.3kPa（75~100mmHg）为标准。当在无麻醉的情况下进行检查时，灌流液的压力升高会伴有疼痛，因此调整到 10.6kPa（80mmHg）以下为最佳。

● 体位

采取截石位，当以检查、处置为目的时，可以在普通的妇科检查台上进行检查。

● 麻醉

麻醉是根据硬性镜的直径及选择病例的需要。如果是细径硬性镜，通常就不需要麻醉。但宫颈管狭窄的病例、子宫腔有倾曲度偏位的状态下很容易伴随疼痛，则需要在麻醉下进行子宫颈管的扩张再进行宫腔镜检查。

2 插入硬性镜（细径硬性镜）（图 9-2-1）

如果插入硬性镜和观察时有疼痛，或硬性镜在子宫腔内因接触而产生出血、使组织剥离，就很难进行充分的检查。因此，缓慢地、谨慎地置入镜子是最重要的。

镜体进入时受检者产生疼痛的原因，是由于宫颈把持钳相对固定了子宫颈穹隆部的位置，之后因移动硬性镜对组织的接触，伴随灌流液压力变化而发生

的子宫收缩。

子宫通常以子宫内口为中心倾屈的较多。当插入硬性镜时，子宫颈管3~4cm与硬性镜的直径相同，因此容易成为支点。从外子宫颈口插入宫腔镜之后，沿着子宫倾屈的方向缓慢移动。因为硬性镜是直线型的，在子宫倾屈度较大的情况或是操作方法不同，与窥器接触，结果会导致阴道穹隆和阴道口的疼痛。另外，若使用宫颈把持钳和库斯科式窥器，会使硬性镜自身的可移动范围受到限制。在使用细径硬性镜的情况下，窥器、宫颈把持钳均不使用也可以直接将硬性镜插入宫腔，这能明显地减轻疼痛（**图9-2-2**）。

置入库斯科式窥器，充分冲洗阴道，清除阴道分泌物。之后取出库斯科式窥器。从阴道口一边流出灌流液，一边送入硬性镜，建议按照与周围的阴道壁不接触的方式缓慢进入。用硬性镜观察阴道壁周围、阴道穹隆部（**图9-2-3**）。

3 观察子宫颈管、子宫腔内

如果粗暴地送入硬性镜，动作大且快速移动，就会引起疼痛，而且易导致出血和组织剥离，使观察困难，所以要格外注意。操作时要使硬性镜的视野中心与行进的方向一致，利用灌流液的压力，尽可能不触及周围四壁，尽量缓慢地送入。

向子宫外口送入硬性镜，通过灌流的压力使子宫腔扩张，然后再慢慢地让硬性镜前进。从子宫外口观察子宫颈管，到子宫内口暂时停止继续进入。等待灌流液压力进一步扩张子宫腔，在确认子宫腔得到充分扩张后，配合子宫的倾屈度再继续推入硬性镜。观察要先以颈管为轴进行。如果硬性镜向左右大幅度地摆动就会伴有疼痛，有时会损伤周围宫腔的内膜。因此，要通过以硬性镜的轴为中心让镜体旋转进行观察，缓缓地使轴稍稍向左右移动，使其再次旋转并伴随观察，这样可以使疼痛减轻或对周围的损伤减少，使检查能够在良好的视野状态下进行（**图9-2-4**）。

为了防止遗漏，最好按照事先决定的观察顺序来进行观察。

图 9-2-1 细径硬性镜

KARL STORZ 公司 BETTOCCHI HOPKINS Ⅱ望远镜（外径 2.9mm），外套管，钳子

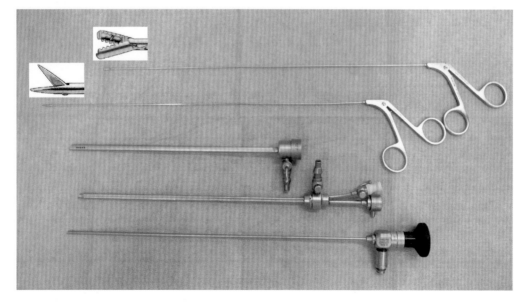

图 9-2-2 **硬性镜的操作**

a: 移动硬性镜时会与窥器接触，使阴道穹隆或阴道口产生疼痛

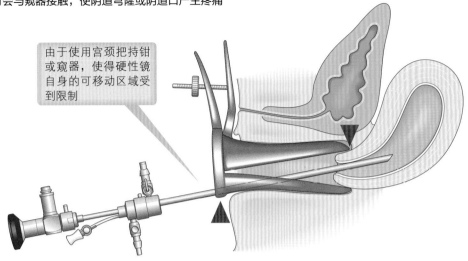

由于使用宫颈把持钳或窥器，使得硬性镜自身的可移动区域受到限制

b: 可以不使用窥器、宫颈把持钳，一边观察子宫颈口，一边将镜体插入子宫腔内

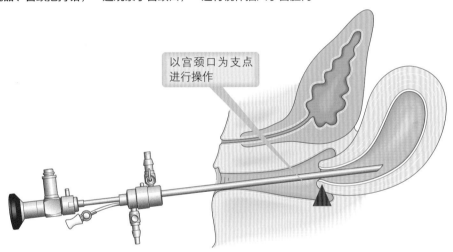

以宫颈口为支点进行操作

图 9-2-3 **阴道壁、阴道穹隆部的观察**

一边观察阴道壁、阴道穹隆部，一边将镜体送入子宫颈口

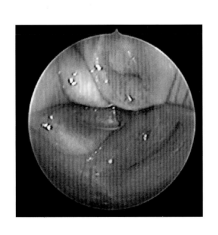
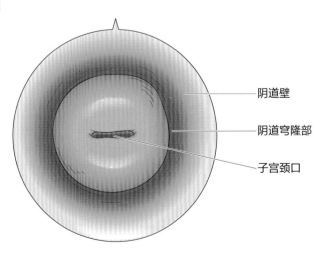

阴道壁

阴道穹隆部

子宫颈口

对准子宫底部，调整焦距。谨慎地一边推进硬性镜，一边观察左右的输卵管子宫开口。为了不撞到子宫底部而稍微转向一侧后，使硬性镜旋转 60°~90° 时，就可以观察到输卵管子宫开口。之后再次将子宫底中央作为视野的中心，一边前后移动硬性镜，一边对子宫腔内的前后壁进行观察（**图 9-2-5**）。

发现病变的时候需要观察病变发生的部位、大致的大小、表面的状态。要记录所见的影像、照片。在硬性镜中可以仔细地观察到病变表面的形态。

图 9-2-4 硬性镜的操作

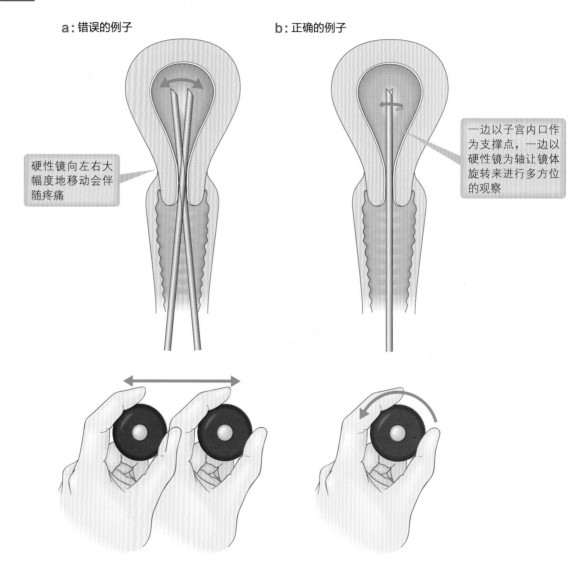

a：错误的例子

b：正确的例子

硬性镜向左右大幅度地移动会伴随疼痛

一边以子宫内口作为支撑点，一边以硬性镜为轴让镜体旋转来进行多方位的观察

4 活检等的处理方法

在使用有器械通道的外套筒的情况下，可以进行镜下活检、切除病变或是取出异物、剥离 Asherman syndrome、选择性输卵管再疏通、输卵管内精子注入、输卵管的配子移植等。插入钳道所使用的主要器械有把持钳、尖刀、环形钳、针状电极等。要预先确认镜子视野内钳子的行进方向。如果太接近病变部位的话，就不能描绘出应该切除的地方和钳子的整体位置，所以要注意病变部位、硬性镜的距离和钳子的距离。以病变的切除部位为中心缓慢推进钳子，进行切除或活检，用把持钳子再回收（**图 9-2-6**）。由于是在镜下进行，可以实现在想要进行病理检查的病变部位确切地取材。在考虑到必须要止血的可能性很高的情况下，最好要选择在麻醉下使用宫腔电切镜。

在进行处置时一定要对操作后的宫腔再次进行确认。在必须要进行防粘连处理的时候，可以在镜子直视下置入子宫内避孕器具或气囊等。

图 9-2-5 **子宫颈管、子宫腔内的观察**

只有通过灌流液的压力，等待宫腔缓慢扩张，再慢慢地送入硬性镜

a: 子宫颈管

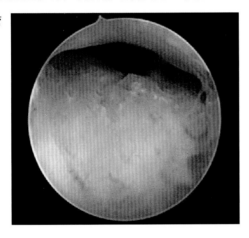

b: 子宫腔内

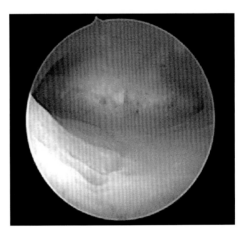

图 9-2-6 **使用钳子进行处置**

注意病变部位和硬性镜的距离、与钳子的距离

a: 用活检钳子取子宫内膜

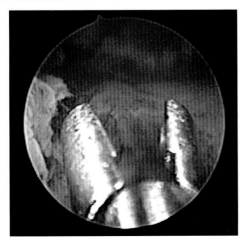

b: 用剪刀切除子宫内膜息肉

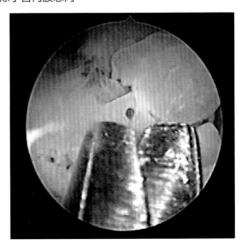

5 取出硬性镜

在灌流液环流中，一边观察，一边静静地缓慢退出硬性镜。取出后要确认使用过的器械是否有损坏。

进行阴道窥器内诊和经阴道超声波检查，记录出血的状态和子宫、卵巢、直肠子宫陷凹的状态。给予抗生素口服数天。

●所有的操作均要确切的一边观察，一边缓慢、谨慎地进行。

6 需要扩张颈管的情况

依照子宫颈管的状态与使用的硬性镜的直径来进行评估。对于未产未孕女性、闭经后宫颈管狭小、子宫内口狭小的情况必须要扩张宫颈。

一般在检查前 2~4h，使用子宫颈扩张棒（昆布式棒，高分子材料制）进行宫颈管的扩张。

> **●扩张宫颈管的操作顺序**
> （1）充分冲洗阴道，除去阴道分泌物。
> （2）用宫颈把持钳夹持宫颈外口。
> （3）进行子宫探针操作，确认子宫的倾屈方向、子宫腔长度。
> （4）用镊子或钳子缓慢地将颈管扩张棒插入宫颈管。
> （5）阴道内放入系有丝线的棉球或纱布，使用生理盐水湿润。
> （6）检查前先要取出上述的宫颈管扩张棒，必要时在麻醉下使用 Hagar 扩张棒将子宫颈管扩张到可以送入宫腔镜的直径。

如偶发并发症中所记述的，在子宫颈管扩张时，有可能发生子宫穿孔。使用扩张棒的目的是使子宫内口扩张，所以扩张棒不要在无意中插入过深。当扩张棒插入过深碰到子宫内腔时，就会导致子宫内膜脱落，并伴有出血而无法获得良好的观察视野。如果子宫颈管扩张后的宽度不足，在插入硬性镜时就要用力，则有可能造成宫颈管裂伤或是子宫穿孔。另外，也有子宫颈管扩张过度后，灌流液会从硬性镜与子宫颈管之间的缝隙流出，则不能保证得到充足可见的视野。

希望子宫颈管的扩张程度能达到使用的硬性镜可以缓慢地插入的程度为好。

■文献

[1]　村上　節：日本産科学婦人科学学会雑誌 2007；59（5）：N91-93.
[2]　日本産科婦人科学会編：産婦人科診療ガイドライン - 婦人科外来編 2011．p57-58.
[3]　Jansen FW：Complications of Hysteroscopy: A Prospective, Multicenter Study. OBGY 2000；96（2）：266-270.
[4]　Propst AM, et al：Obstet Gynecol 2000；96（4）：517-520.

第3节 手术用宫腔镜设备：切除、切开、止血设备的使用方法

鹿児島大学病院女性診療センター
沖 利通

战略

● 能够进行手术的宫腔镜设备有软性镜、细径硬性镜和电切镜。另外，电切镜分为单极电切镜和双极电切镜两种类型。本章节将对各自器材的特征、使用方法、注意事项等进行描述。

手术用宫腔镜的种类（图9-3-1）

用于手术的宫腔镜中，有镜体前端直径为 3.8mm 的软性镜（KARL STORZ）、4mm 的细径硬性镜（KARL STORZ）和 10mm 的电切镜（OLYMPUS 和 KARL STORZ）。前者是由于门诊手术当日可离院，而接受电切镜手术则需要住院治疗。

图 9-3-1 宫腔镜的类型

a：软性镜
外径 :3.8mm，器械通道 1.3mm

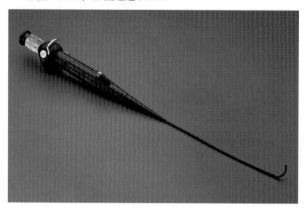

b：细径硬性镜
电子镜 2.9mm

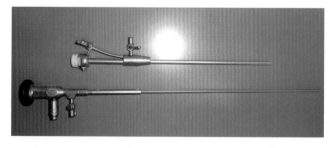

c：电切镜

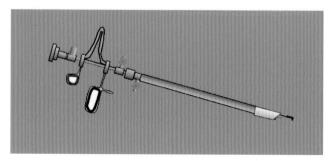

宫腔镜的器材和手术技巧（表 9-3-1）

宫腔镜所致的疼痛和钳子

　　软性镜可以沿着子宫腔的形状走行观察，镜体可以弯曲，所以在导致行宫腔镜操作的患者疼痛的原因为宫颈口或宫颈管内的压力较小，术中的疼痛较轻。不过，由于软性镜使用的钳子小且柔软，所以，使得手术适应范围较窄。

　　细径硬性镜的镜体是不能弯曲的。通常以子宫内口为支撑点来轻轻移动宫腔镜，术中可想办法除去阴道窥器，来防止操作引起的疼痛（**图 9-3-2**、**图 9-3-3**）。钳子较硬，握持力也很强，所以对内膜粘连的剥离和微小肌瘤的切除都是可以进行的，但是不能进行通电操作。

　　所谓电切镜是指在工作元件（钳子、配备电极的器材）前端配置有电极作为手术的主要功能。电极不仅可进行通电操作，还能够进行钝性操作。

表 9-3-1　宫腔镜手术所需的器材和技巧

器材	对象	软性镜	细径硬性镜	电切镜	剥离	切开	回收
输卵管导管	输卵管粘连	○			插入和通水	—	—
镜套管	粘连、息肉	○	○	○	进入削切	进入切开	—
把持钳子	粘连、息肉	○	○	○	进入切开	抓住摘除	把持牵引
钳剪	粘连、息肉	○	○	○	切开、进入	切开	—
抓钳	肌瘤		○	○	夹住、牵引	—	夹住牵引
环形电极	全部			○	进入	拉住切断	用电极夹住
滚筒电极	内膜消融			○	进入	拉住通电	—
针状电极	粘连、子宫畸形			○	进入	拉住切断	—
结石钳子	宫腔异物			○	—	—	夹住回收
双极	全部			○	进入	拉住切断	用电极夹住

图 9-3-2　在硬性镜的操作中，阴道窥器是产生疼痛的主要原因

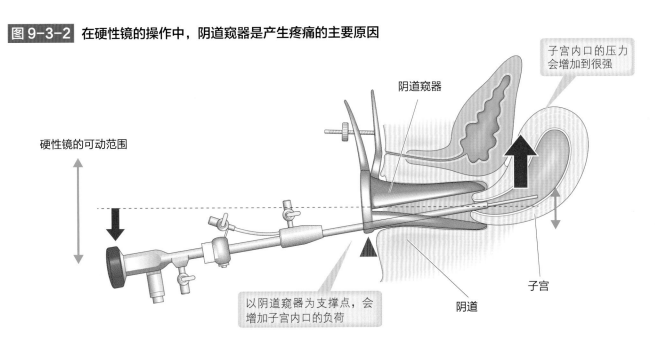

硬性镜的可动范围

子宫内口的压力会增加到很强

阴道窥器

以阴道窥器为支撑点，会增加子宫内口的负荷

阴道

子宫

单极电刀和双极电刀的区别和偶发的并发症

● 子宫穿孔和热损伤

由软性镜和细径硬性镜操作所造成的子宫穿孔病例比较少，因使用电切镜所造成的子宫穿孔的报道的例数较多。

使用单极电流的时候，如果从子宫壁发出的电流经由支配下肢运动的神经再流向电极板，为达到一定量以上的电流通过时，下肢就会突发剧烈的大幅度抖动。虽然宫腔镜是在子宫腔内安全的位置上，但由于身体的抖动是出乎预料的，就有引发子宫穿孔的危险。这种类型的子宫穿孔往往特别严重。因为正在通电中的电极会因穿孔而碰到子宫外的盆腔脏器表面，不仅会引起物理性的损伤，还会引起热损伤。

单极电流具有向电阻小的地方流动的特性。如果将生理盐水充满子宫腔并通电的话，电解质离子就会向宫腔内的各个方向放电，结果使目标组织以外的地方也被波及热损伤。不含电解质的高分子，要想将单极的放电范围聚集在电极的周围，则需要使用高输出功率（60~80W）。即使是在生理盐水中，双极电流的放电范围也仅仅局限在两片电极之间的狭窄区域内，这样就很难发生单极所特有的偶发并发症。

● 水中毒

由于使用单极时要求使用不含电解质的灌流液，因此有发生水中毒的风险。在使用生理盐水的双极电流操作中发生水中毒的则风险很低。

图 9-3-3 硬性镜的可移动范围被阴道窥器所限制

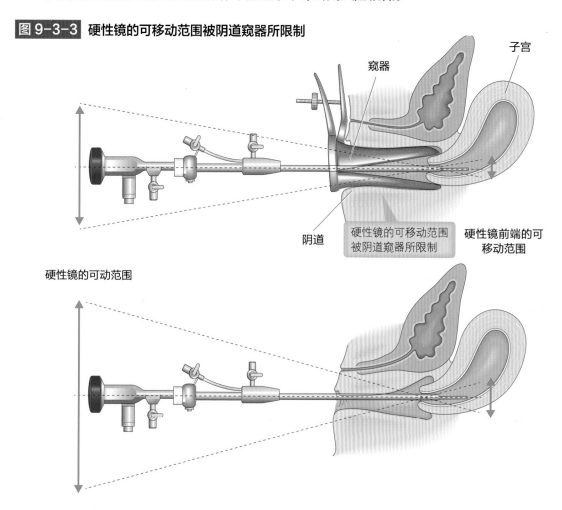

窥器

子宫

阴道

硬性镜的可移动范围被阴道窥器所限制

硬性镜前端的可移动范围

硬性镜的可动范围

●切开时触感的不同和子宫腔内的损伤

双极电流设备也是有缺点的。因为有两个电极的限制会使得视野狭小。单极电流切割感稍显迟钝，可以在一边感受组织抵抗的同时，一边安全地切开。但是双极电流的切割感觉与切割豆腐的触感很相近，没有组织抵抗的感觉组织就已经被切断了。因此，双极电流极容易穿透组织，也容易损伤周围的组织。所以要时刻注意，从通电开始到通电结束期间，不要对双极电极片的前端再施以多余的力量。

术前准备

术前的子宫颈管扩张

如果使用直径为 4mm 以下的宫腔镜再进行子宫颈管扩张，那么由于过度松弛灌流液很容易流出会使宫腔内压下降，则难以获得良好的视野，因此使用软性镜与细径硬性镜的时候不需要扩张子宫颈管。对于子宫颈管狭小，宫腔镜送入困难，在手术结束后要回收的组织比较大的时候，则要进行必要的、最低限度的子宫颈管扩张。在使用电切镜手术时一定要扩张宫颈管。

对于宫颈管扩张所需要的时间，不同成分、不同型号的扩张棒，扩张完成所需时间也不同，最短的昆布棒为 3h，最长为 24h，取出时要格外注意，在膨胀部分和支撑棒结合点处容易发生折断。

麻醉

对于软性镜和细径硬性镜的操作，只使用双氯芬酸（30min 前插入），适当地可以添加子宫的套管针（Vical block）和静脉麻醉。要注意因手术中的迷走神经反射而引起的一过性血压下降。手术用宫腔镜的操作必须在全身麻醉下进行。

设备

●准备的设备（图 9-3-4）
· 宫腔镜元件（光学嘴管 + 工作元素 + α）。
· 钳子，钳子插入部的灌流过滤器。
· 外部装置。
· 摄像系统：摄像头、视频系统、显示器。
· 记录装置（适宜）。
· 照明系统：光源装置 + 光源导线。
· 灌流系统：非离子液体（单极）；生理盐水（双极）+ 通水导管
· 电刀主机（高频率发生装置）。
· 阴道窥器。
· 子宫颈把持钳子（手术用宫腔镜操作时使用）。
●设备的连接
（1）宫腔镜的组装。
（2）连接摄像系统和照明系统。
（3）打开摄像系统及照明系统所需的电源，进行白平衡设定。
（4）按照灌流液使用的管道连接的顺序要求进行连接。

以下根据宫腔镜的不同种类只介绍在使用过程中有差异的部分。

●软性镜（图9-3-5）

①安装钳子插入口使用的灌流液逆流阻止阀；②将灌流液阻止阀的侧管连接到灌流液路径上。

●细径硬性镜（图9-3-6）

①在照明系统管外增加操作钳道（由两个元件组装完成）；②将光源接口放到时钟6点方向连接；③在时钟12点方向的钳子插入口连接橡胶的灌流液逆流阻止阀；④灌流液用的路径在流入口（时钟6点方向）进行连接。

●宫腔电切镜

①在工作元件上安装环形电极之后，进行内套管和外套管的连接，插入光学镜体（4个元件组装完毕）；②使用前必须确认环状电极不会脱落。

子宫腔内灌流液的确认与连接

灌流液作为媒介，一定要确认使用单极电流时是非离子液体，使用双极电流时是生理盐水。当插入钳子的工作钳道，灌流液进入的量会相对减少，使子宫腔的扩张不是很理想。这时可以给灌流液袋加压，或者使用灌流加压泵等方法加压。

电刀主机的设定

理想的状态是宫腔电切镜与电刀主机是同一家公司的产品，当两者来源是不同品牌的时候，要格外注意。

使用单极电流的宫腔电切镜其单极电刀的输出功率设定在凝固为60W、切开为60W。COVIDEN的电刀主机在切开方面有单电切与混合切，在凝固方面有

图 9-3-4 手术用宫腔镜的设置

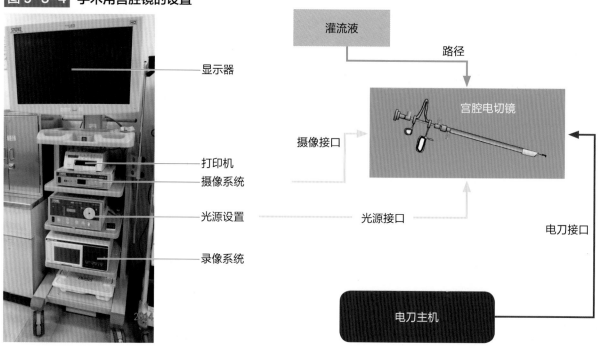

单凝和凝雾样（电凝）两种各种模式。

在新模式中，设想了像开腹手术一样在空气中使用的场合，对电信号进行了优化。因为不是设定为在液体中通电的宫腔镜使用，所以在这些模式下通电的时候就会急剧地产生大量的气泡。由于气泡造成的视野不良，而且在储存的气泡内通电会出现意想不到的组织损伤，这将成为问题。

为了避免气泡发生，要么购买相对应的支持宫腔镜的电刀主机，要么自己寻找气泡发生较少的设定。顺便提到，在 KARL STORZ 生产的单极宫腔电切镜与 COVIDEN 的 Triad 的组合中，当设定切开是混合模式下 60W、凝固是喷凝模式下 70W 输出功率时，极少产生气泡。

灌流液路径内的气泡

妨碍手术视野或是手术操作的气泡，事先要在灌流液路径内部就完全清除出去。

图 9-3-5 手术用软性镜

a：软性镜镜体

b：摄像头接口 + 软性镜 + 灌流液逆流阻止阀

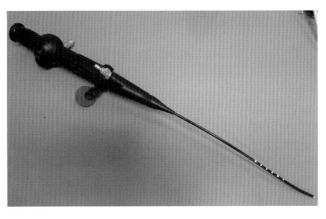

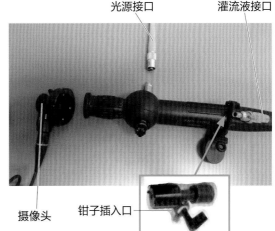

摄像头　钳子插入口

灌流液逆流阻止阀

图 9-3-6 细径硬性镜

a：工作元件 + 光学镜体

b：装配工作元件①

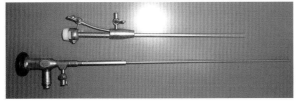

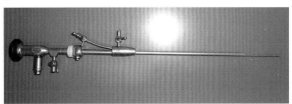

c：工作元件 + 光学镜体②

d：工作元件 + 光学镜体③

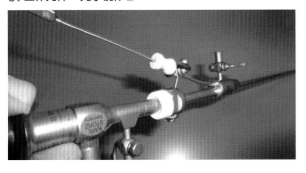

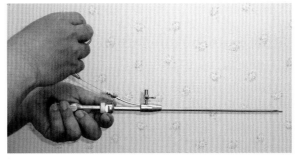

宫腔镜手术的基本技能

阴道窥器和宫颈把持钳

插入阴道内的检查用窥器可移动区域相比于手术用窥器范围狭小，因此宫腔镜手术时都是使用库斯考手术式窥器。在软性镜的操作中，为了确保镜体向前前行的推动力，支撑镜体的窥器是必须有的。在硬性镜的操作中，进入子宫内腔中的镜体尖端的自由度因阴道窥器内壁遮挡而受到影响。另外，以阴道窥器或是镜体尖端作为支撑点的硬性镜操作移动时，会给子宫内口增加很强的压力，进而使患者产生疼痛（**图9-3-2**）。对于细径硬性镜，由于仅将镜体从子宫外口插入时才使用手术式阴道窥器，而此后的操作可以拔出手术式阴道窥器继续进行操作。这样的话，镜体前端的自由度会增大，能够减轻疼痛（**图9-3-3**）。不一定非要使用宫颈把持钳。

在使用宫腔电切镜时，则必须要插入手术式阴道窥器，用宫颈把持钳钳夹宫颈并牵引子宫。

调整钳子尖端位置的要点

软性镜在视野的时钟4点钟方向，细径硬性镜在时钟12点钟时可以伸出钳子。摄像头要保持在原有的位置，仅仅通过旋转宫腔镜主体就可调整钳子的出入。钳子前后位置的粗调是通过旋转整个宫腔镜来实现的，微调是通过钳子自己的推拉来进行的。钳子前端上下左右的位置调整法，是根据宫腔镜的种类不同而有差异。

软性镜是通过宫腔镜自体的扭转和手柄操作（上下运动）来调整钳子前端的位置（**图9-3-7**）。软性镜自体上下左右移动的时候很少。

硬性镜是通过将子宫内口作为支点，让硬性镜自体上下左右移动，能够自由地调整钳子前端的位置。

图9-3-7 软性镜的基本操作：扭转和手柄操作

a：确定目标

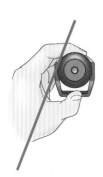

b：把宫腔镜扭转60°

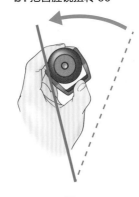

c：操作手柄让镜子前端向上

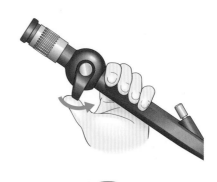

手术器材的种类和操作的要点

输卵管留置导管（KITAZATO EDS 导管、通水）

将导管连接到软性镜的灌流液流入口。用 **图 9-3-7** 的方法，让导管的前端接近子宫输卵管开口（由于将视野的时钟 4 点钟方向的导管前端插入 9 点钟方向的右侧子宫输卵管开口不太容易，作者将其向右移）。当管芯针处于插入状态时，再将导管从子宫输卵管开口插入 1cm 以上。

如果插入深度没有达到 1cm 的话，则通水用的液体会从输卵管开口逆流出来。停止灌流，抽去管芯针后，用注射器向导管内注入 10mL 的生理盐水。然后取出宫腔镜，用经阴道超声波来确认有否输卵管积水和直肠子宫陷凹的液体存留。再次向对侧插入管芯针后，进行同样的输卵管检查操作。

使用镜体本身进行切开或剥离（图 9-3-8a）

让宫腔镜的前端从进入侧开始向宫腔内移动，并像雕刻刀削减一样，将妨碍操作的组织切开、取活检。还有可以使用细径硬性镜的镜体进行剥离或核除肌瘤（直径未满 1cm）。

把持钳子

钳子的夹持力出乎意料地弱小，非常容易滑脱。一边夹持住组织，一边将钳子向里挤入，把组织撕碎下来（**图 9-3-8b**），将把持钳同镜体一同推入，向组织上施加的力量就会更强。采集的组织在把持钳子夹持的状态下，连同宫腔镜一起取出。

图 9-3-8 手术器材的种类和操作的诀窍

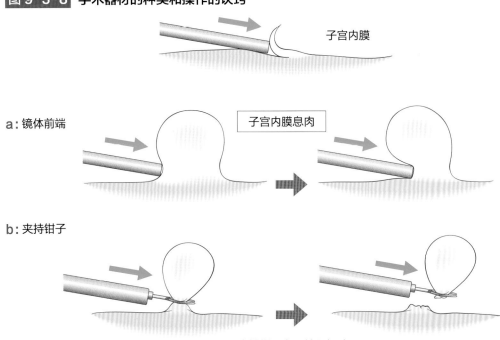

子宫内膜

a：镜体前端

子宫内膜息肉

b：夹持钳子

夹持钳子向里挤入切除

剪刀（图9-3-9a）

切除息肉、剥离内膜粘连、处理子宫畸形等，镜下剪刀的适应证范围很广。与软性镜相比，细径硬性镜的切开能力更强。

有齿钳

在宫腔电切镜的手术中，在肌瘤埋入肌层内核除无进展的情况下可使用有齿抓钳。用有齿抓钳夹持住肌瘤，向子宫腔内的方向持续用力牵引。这样，由于子宫收缩使肌瘤嵌入的空间逐步缩小，肌瘤将无法再埋入肌层。

结石钳子

宫腔电切镜手术中使用结石钳子。在除去昆布氏棒等异物的操作中可充分挥发威力。

圈套器（图9-3-9b）

细径硬性镜和软性镜用的圈套器在市面上均有销售。插入子宫腔内之后，把圈套器推开使环张开。把打开的环套在息肉上一点点收紧，把圈套器的根部抵压在子宫内膜息肉的蒂部。让环进一步缩小，一口气将蒂部切断。

环形电极：无须通电的机械操作，利用通电完成切开和止血操作

通过机械操作可有压迫、牵引、稍稍上提的动作。为了避免在视野之外的通电操作，切开一定要在眼前的视野范围内进行（切开术）。90°电极应用在相对较宽的空间，0°电极应用在相对较狭窄的空间内。

图9-3-9 **手术器材的种类和操作的要点**

a：剪刀

从眼前开始向深处推进切割，用夹持钳子来进行回收

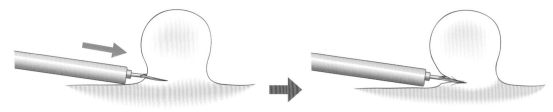

b：圈套器

把打开的环套在子宫内膜息肉的蒂部。让环缩小，机械性地切断

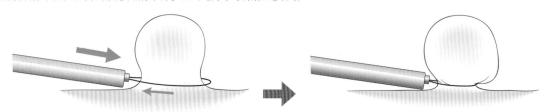

单极

●肌瘤剥离的过程

以直径 2.5cm、突出率 30% 的、位于子宫后壁的黏膜下肌瘤的核除操作为例进行解说。

肌瘤突出部的内膜和肌瘤的剥离，是通过将 90° 电切环的前端贴在远端肌瘤剥离层上，以牵引或押入的方式进行剥离（**图 9-3-10**、**图 9-3-11**）。

图 9-3-10 宫腔电切镜

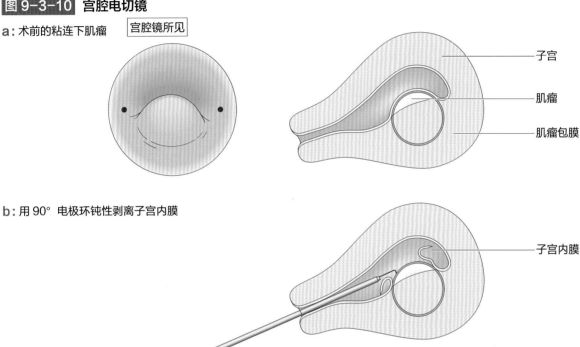

a：术前的粘连下肌瘤　宫腔镜所见

子宫
肌瘤
肌瘤包膜

b：用 90° 电极环钝性剥离子宫内膜

子宫内膜

图 9-3-11 电切镜的肌瘤剥离——压排和牵引操作

a：以 90° 的环形电极，钝性剥离肌瘤包膜，到达肌瘤层

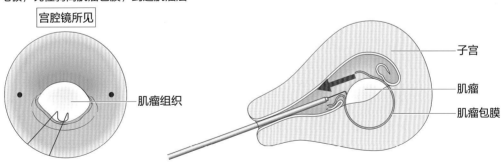

宫腔镜所见

肌瘤组织

子宫
肌瘤
肌瘤包膜

b：以 90° 的环形电极，将肌瘤包膜钝性剥离

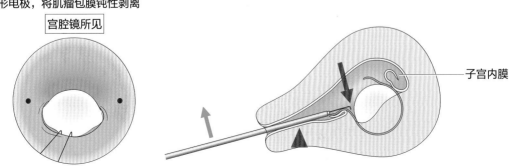

宫腔镜所见

子宫内膜

正常肌层与肌瘤之间的空间，在肌瘤嵌入部分较浅的位置上最狭窄。将电极换成0°环，用电极前端划过肌瘤表面，将肌瘤表面的血管和包膜向正常肌层一侧挤压排垫剥离开来（**图9-3-12a**）。通常从血管分布较少的12点钟或6点钟方向开始剥离，向肌瘤的外侧方向进行剥离，逐渐展开术野。

随着50%以上的肌瘤的继续核除，肌瘤包膜与肌瘤之间就会逐渐开始出现缝隙。此时再次切换成90°环，继续进行肌瘤包膜的钝性剥离。随着核除的继续深入，肌瘤的可动范围不断扩大，伴随电极向上捞起的操作，肌瘤则开始旋转。这种旋转运动，比电极接触的位置更加有利于进一步核除埋在肌层的肌瘤（**图9-3-12b**）。

在9点钟或3点钟方向的肌瘤剥离过程中，血管会露出来。这个血管中包含有营养正常内膜的血管分支。因此如果对该血管电凝止血过度的话，就会成为术后内膜粘连的原因，所以对有生育希望的患者要谨慎，不要进行不必要的电凝止血操作。

如果肌瘤核除部分几乎做完的话，肌瘤周围整个高辉度部分将会出现在经腹超声波检查上，覆盖肌瘤的正常肌层的厚度将增加。这是可以开始捻除肌瘤的信号。

●肌瘤缩小

如果颈管能扩张到18号，用胎盘钳子可以一次性完成回收直径2cm以下的肌瘤。在肌瘤直径超过2cm时，为防止回收时造成子宫颈管裂伤而需要缩小肌瘤。在6点钟方向或12点钟方向，在与正常内膜有充分距离的一侧空间，通过电切缩小肌瘤。

图 9-3-12 电切镜的肌瘤剥离——压排和提起操作

a：用0°的环形电极，钝性剥离肌瘤包膜

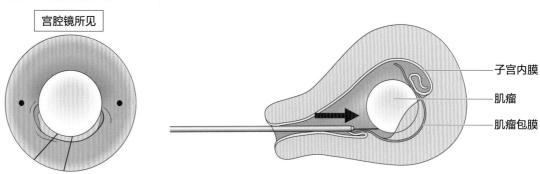

b：用90°的环形电极，提起肌瘤包膜，钝性剥离

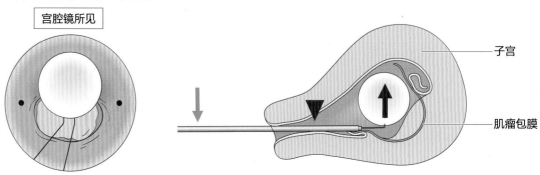

●止血方法

对止血位置的选择，要在恰好碰到或不碰到出血点的位置才好。在靠近电极板的侧壁上通电时，可能会引起患者脚的活动，要特别注意。通电时间必须控制在最短范围，要想避免因下肢的上举动作而导致的子宫穿孔，就一定不要非常用力地握住宫腔镜。一旦确定下肢不会动，就渐渐地扩大止血范围。

注意凝固模式容易导致气泡的滋生。单极电切镜的输出电力设定为60~80W，因此，如果在空气中通电，可能会导致组织突然蒸发而产生出乎预料的子宫穿孔或组织受损。如果出现气泡积存的情况，则需要使镜子的前端低于子宫内口，并且在子宫底部附近继续灌流，将气泡排出到阴道内。

双极

双极的特征是在切开时对组织的触感不强。为了不损伤正常组织，要仔细在直视下确认电切环的方向和前端的位置、开始切开的位置、最终切开的位置等，要注意不要再增加多余的力量。

考虑生育功能的宫腔镜操作

钝性剥离被覆的子宫内膜，要尽可能保留。即使被认为是多余的内膜也绝对不要切除。残余内膜在术后3~6个月一定会蔓延至原来的地方。肌瘤在最内侧的层核除，血管和其周围的膜状组织要尽量保留，并避免不必要的止血和切割。

熟悉视野

宫腔镜手术的重点是适应宫腔镜的视野，因此观察50例宫腔镜手术的经验就能使电切镜的技术得到飞跃性提高。

对于细径硬性镜，若能不使用手术用窥器、以子宫内口为支点来操作的话，术中的疼痛才会出乎意料的少。作为门诊标准的手术项目，期待着能够普及细径硬性镜的应用。

■文献

[1]　Jansen FW, Vredevoogd CB, Ulzen KV, et al：Complications of Hysteroscopy: A Prospective, Multicenter Study Obstet Gynecol 2000；96：266-270.
[2]　多田聖郎，肥留間理枝子，上出泰山ほか：レゼクトスコープ (TCR) 施行中の体動により子宮穿孔，遅発性腸穿孔をきたし，カッティングループの破損も生じた一例．日本産科婦人科内視鏡学会雑誌 2005；21：56.
[3]　Berg A, Sandvik L, Langebrekke A, et al：A randomized trial comparing monopolar electrodes using glycine 1.5% with two different types of bipolar electrodes (TCRis, Versapoint) using saline, in hysteroscopic surgery　Fertil Steril 2009；91：1273-1278.

第4节 手术实践: 子宫肌瘤、子宫内膜息肉

川崎市立川崎病院

林　保良　岩田壮吉

手术的特征和策略

子宫肌瘤

● 黏膜下肌瘤是造成月经过多、不孕以及反复流产的原因。以前的治疗方法是开腹行子宫肌瘤核除术或子宫切除术。但是，近年来，随着内镜的发展和技术的进步，使得在一定条件下的黏膜下肌瘤也能够通过宫腔镜手术来解决了（Transcervical resection，TCR）。具有不需要进行开腹手术、对患者的侵袭性小、临床症状改善明显等诸多优点。

● 对于较大的黏膜下肌瘤，可预先给予 GnRH 激动剂，既可以使肌瘤缩小而且还减少了术中出血，进而减少了水中毒等并发症的发生。此外，通过使用电切割环去剥离肌瘤，在超声波监控下结合使用肌瘤钳子，使得较大的肌瘤或者向宫腔内突出度较低的黏膜下肌瘤，以及接近宫腔的肌壁间肌瘤都能够完全被核除。

子宫内膜息肉

● 虽然据研究报道子宫内膜息肉的发生率为 7.8%~34.9%，但在实际中发生率尚不清楚。然而，高龄、高血压以及肥胖和他莫昔芬的使用等都会增加其发生率。患者无症状的居多，但它也成为导致临床上子宫不正常出血、不孕的原因。另一方面，25% 的内膜息肉可能会自然脱落。特别是小于 1cm 的自然脱落的倾向性较强。对于无症状的小的内膜息肉也可选择临床观察。

● 之前的治疗方法多依赖于盲目的子宫内膜搔刮术（刮宫术），会有息肉残留的情况，而且还必须要扩张子宫宫颈及麻醉。我们的方法主要是在门诊没有麻醉及宫颈扩张的情况下，采用在诊断性纤维宫腔镜上的林（Lin）式环切系统切除内膜息肉，在无法切除的情况下，使用诊断性纤维宫腔镜辅助下子宫内膜搔刮术［刮宫术（D&C）］及行 TCR 手术。

● 手术的流程

子宫肌瘤

（1）宫颈准备。

（2）麻醉和扩张子宫颈管。

（3）自肌层开始剥离黏膜下肌瘤。

（4）切断和取出肌瘤。

子宫内膜息肉

（1）在门诊使用诊断性纤维宫腔镜发现子宫内膜息肉。

（2）在门诊使用林（Lin）式环切系统切除子宫内膜息肉。

（3）在门诊无法切除的时候选择住院治疗。

（4）麻醉 + 扩张子宫颈管。

（5）诊断用纤维宫腔镜辅助下刮宫术（D & C）或 TCR 手术。

TCR 的适应证

并非所有肌瘤都适合作为宫腔镜手术的对象。保证手术安全、而且能够确切实施的最大窍门是需要选择合适的适应证。术者应该对应于自己的经验和掌握的技术水平来选择合适的手术对象。不具备手术条件而强行进行宫腔镜手术会带来很多危害。作者的适应条件如下。

> ● **作者的 TCR 的适应条件**
> （1）子宫的大小 ≤ 妊娠 12 周（子宫触诊 12cm 以内）。
> （2）黏膜下肌瘤的最大直径 ≤ 6cm（子宫腔内突出度 >50%）。
> （3）在黏膜下肌层内的肌瘤最大径 ≤ 4cm（子宫腔内突出度 ≤ 50%）。
> （4）肌瘤距浆膜层之间的距离（SMT）≥ 5mm。
> （5）子宫内无恶性病变。
>
> 然而，下垂至阴道内的黏膜下肌瘤是根据子宫体部的大小来决定是否手术，与肌瘤本身的大小及蒂的粗细关系不大。

术前检查

● **宫腔镜检查**
评估黏膜下肌瘤的发生部位、瘤蒂的粗细、向子宫腔内突出的程度等，判断其是否适合行 TCR 手术。同样重要的是，不仅要观察病变，如果可能的话，还要进行宫腔镜直视下的活检，排除恶性肿瘤的可能。

● **超声波检查**
首先通过经腹或经阴道探头测量子宫及黏膜下肌瘤的大小。最近，向子宫腔内注入生理盐水，通过阴式探头来观察子宫内的子宫成像超声造影也有应用。我们在进行宫腔镜检查后，利用宫腔内残留的灌流液，马上通过阴式探头观察子宫内黏膜下肌瘤的状态，肌瘤大小和测定肌瘤距浆膜层的距离（SMT）**（图 9-4-1）**。

● **磁共振（MRI）**
MRI 检查不但可以诊断肌瘤的种类、部位、数量和大小，还可用于与子宫腺肌症或子宫肉瘤的鉴别诊断。

术前给予 GnRHa

笔者对于 4cm ≤ 肌瘤的最大径 <5cm 的病例：每月 1 次，共计注射 GnRHa 2 次；肌瘤直径 > 5cm 的病例：注射 3~4 次。

手术设备

● **电切镜**
我们常用的是具有较细外径的 22Fr. 持续性灌流式前列腺切除器。同时也开发出了从肌层剥离子宫肌瘤的林（Lin）式剥离环**（图 9-4-2）**。

● **双极电切镜**
作为新开发的镜子，双极电切镜最大的特点是，能用含电解质的生理盐水作为灌流液，从而避免发生低钠血症，但与使用单极电切镜一样也会发生液体超负荷的并发症。

图 9-4-1　宫腔镜检查后立即进行子宫成像超声造影

观察的关键点是：①测量子宫的大小（61.7mm×58.8mm）；②测量黏膜下肌瘤的大小（34.4mm×31.4mm）；③观察肌瘤与肌层的连接范围，即瘤蒂的宽度；④测量浆膜与肌瘤最外层之间的距离（肌瘤距浆膜层的距离）Serosa-Myoma thickness（SMT）（5.7mm）

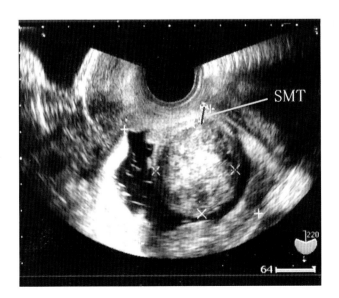

图 9-4-2　22Fr. 电切镜使用的 3 种类型的切割环

林（Lin）式剥离环是 0° 切割环，特点是把环的前端部分加粗，在剥离肌瘤的时候，不易引起子宫穿孔

a：传统的 90° 切割环

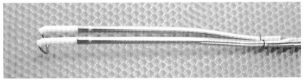

b：0° 切割环

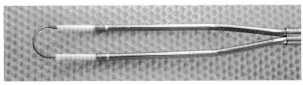

c：林（Lin）式剥离环

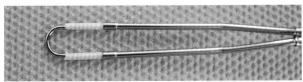

213

●高频电流发生器

将单极电刀主机的电切功率设置为 80W，电凝功率设置为 40W 开始手术。必要时可以相应地增强。

将一次性的电极板贴至离术野最近的地方，通过缩短两者之间的距离使之最短而使通过体内的电流达到最少极限。

双极电刀主机内置微型处理器，在 200W 以内，可以对蒸发组织、脱水以及切开作用进行自动调节，不必使用电极板。

为了减少操作过程中产生气泡，应将电切功率从较低的瓦数开始设定。

●林（Lin）式肌瘤钳子（图 9-4-3）

肌瘤钳子的联合使用缩短了电切镜的使用时间并减少了使用的灌流液量。可以很好地预防水中毒或者低钠血症并发症的发生。

●林（Lin）式弯曲把持钳子

使用林（Lin）式弯曲把持钳子时，因为钳子和宫腔镜是完全独立的空间，使手术操作更容易。

●林（Lin）式超声探头自动固定器（图 9-4-4）

利用废弃的一对塑料滴流瓶注满水夹住超声探头，利用橡胶带将其捆在一起，将其置于患者下腹部，通过手术台两侧的带子将超声探头固定，进行 TCR 手术的监控。这样可以不需要超声监控的辅助医生。

●膨宫介质

使用单极电切镜时，通常为了防止漏电，将装有 3000mL 不含电解质的 3%D- 山梨糖醇（Uromatic's）的袋子挂在高出子宫约 100cm 的架子上。将特殊的 Y 形粗管与镜子的送水口相连接，通过压差向子宫内灌流。

然而，由于该灌注液不含电解质，如果大量使用，它可能会通过术中切断的血管进入体内，发生低钠血症。

在使用双极电切镜时，可以使用生理盐水作为灌流液，所以不会发生低钠血症。但是，由于生理盐水比 D- 山梨糖醇更容易向血液内扩散，因此会由于术中出血而使视野变浑浊。这也是其缺点。

麻醉

作者主要是采用使用面罩的全身麻醉，但硬膜外麻醉、腰椎麻醉也是可以选择的。若能预计手术时间较短的话，也可以进行静脉麻醉。

图 9-4-3　林（Lin）式肌瘤钳子

钳子的尖端，即扣住肌瘤的部位，从正常的圆形变为矩形，以便能够抓住肌瘤的更多部分。将钳子插入子宫腔后，打开和关闭位于子宫腔内的前端的 Y 字形结构，因此钳子的前端可以张开很大，很容易抓住子宫肌瘤

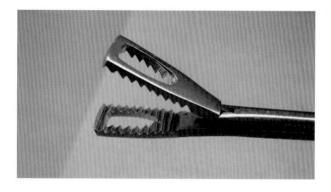

图 9-4-4　林（Lin）式超声波探头自动固定装置

术中监控用经腹超声波探头自动固定，无须辅助超声检查医生

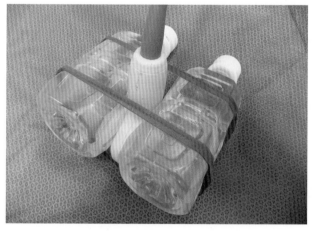

手术的流程

子宫肌瘤

让患者在手术前一天入院，睡前在宫颈内插入 1 根海藻棒，以达到软化和扩张子宫宫颈的目的。另外，也有能够在短时间内（仅需要 2h）就使子宫宫颈软化的扩张棒。对于脱出在阴道内的肌瘤娩出的病例，就没有必要再进行子宫宫颈软化和扩张的操作。

以下是我们的手术切除方法：

从肌层剥离肌瘤（图 9-4-5）

与肌瘤有蒂或是无蒂都没有关系，首先用 22Fr. 电切镜的林（Lin）式剥离环从肌瘤与肌层之间的结合部开始切开，沿着肌瘤蒂部的位置逐步切入。用高频电流电切开肌瘤与肌层之间的结合组织后，不用再电切，将环与镜体钝性插入肌瘤和肌层之间的结合部，边压迫肌瘤边剥离即可（**图 9-4-6~ 图 9-4-8**）。

这个操作应用于开腹的或是腹腔镜下的肌瘤核除术时，与用钳子的前端将肌瘤从肌层里剥离出来的时候是完全相同的操作。

子宫肌瘤切除术（图 9-4-9）

处理肌瘤的蒂部达到一定程度后，在经腹超声波的监控下，送入林（Lin）氏肌瘤钳子，夹住肌瘤的钳子进行 360° 的轴向旋转，使肌瘤完全从肌层里剥离出来。

然后继续使用切割环将肌瘤的体部呈十字形切开。理由是突然用肌瘤钳将大的肌瘤向子宫外牵拉取出时会导致子宫宫颈裂伤。为了防止发生上述并发症，

图 9-4-5　黏膜下肌瘤切除方法示意图（剥离肌瘤）

a：利用林（Lin）式分离环从肌瘤和肌层的左侧连接部位开始切开

b：切断肌瘤和肌层之间的结合组织，钝性插入镜体，开始分离肌瘤

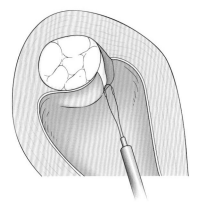
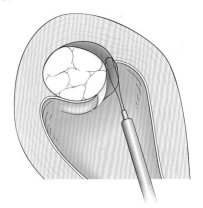

c：在右侧的连接部位进行同样的操作

d：从肌层开始剥离右侧的肌瘤

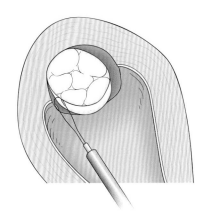
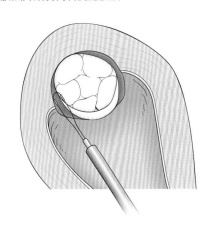

首先用电切镜将肌瘤从上向下、从下向上、从左向右、从右向左，呈十字形切开（**图 9-4-10**）。这样 4 等分后再用肌瘤钳子抓住肌瘤旋转并扭下来。

这种方法的优点如下所述：

●**作者使用的肌瘤切除法的优点**

（1）一次手术即可将黏膜下肌瘤完全切除。

（2）可以保护更多的子宫内膜。

（3）可以规避术中发生的子宫穿孔。

图 9-4-6　使用林（Lin）式分离环，从肌瘤和肌层的交界处开始切开，术者可以看到在肌层里的肌瘤部分

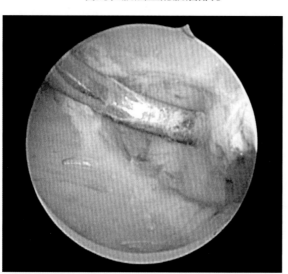

图 9-4-7　将肌瘤从肌层里分离，扩大交界部位的空间

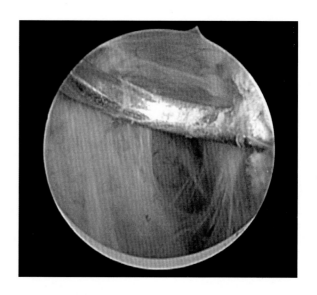

图 9-4-8　黏膜下肌瘤从肌层里分离出来

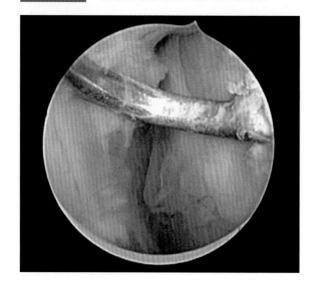

图 9-4-9　黏膜下肌瘤切除方法的示意图（肌瘤切除术）

a： 使用林（Lin）式肌瘤钳子，在超声波动态监控下向外牵引肌瘤，并增加肌瘤向子宫腔内突出的程度

b： 当从肌层里剥离肌瘤到一定程度时，通过扭转肌瘤使其逐步完全从子宫壁上脱离下来

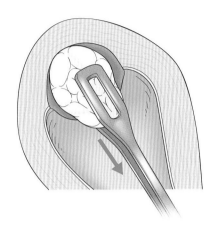

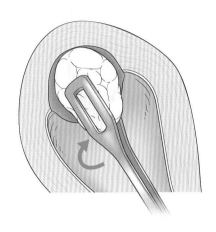

c： 利用 90° 切割环，将肌瘤呈十字形切开，切成 4 等份

d： 利用肌瘤钳子将变形的肌瘤摘出子宫外

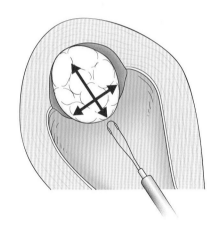

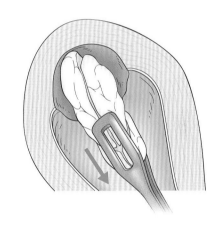

图 9-4-10　使用 90° 切割环切除肌瘤

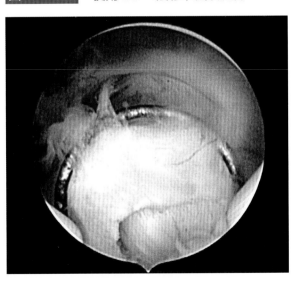

术中并发症的处理措施

●出血

如果手术后立即出现大范围的出血，请马上插入 24Fr. 或 26Fr. 球囊导管进行压迫止血。在观察 6~7h 后可取出导管。

如果出现即使用球囊导管压迫也无法止血的情况，通常提示是注入球囊中的液体量不足造成的。此时，可以追加额外的注入量或者用可吸收线进行外部子宫颈口的 Z 字形缝合止血。次日早上取出球囊导管时，再将外部子宫颈口的可吸收线一并拔出。必须要预防子宫腔粘连的患者随后可放置宫内节育器 IUD（FD-1）。

●液体超负荷、低钠血症、低钠血症性脑病

当在 TCR 手术中使用单极高频电流时，只可以使用无电解质的灌注液（例如 3% D- 山梨糖醇）以防止漏电。

由于 3% D- 山梨糖醇的渗透压为 178mOsmol/L，低于正常血清 290mOsmol/L，3% D- 山梨糖醇溶液在高渗透压下会从被切断的静脉大量地进入血液中，并引起体液超负荷和低钠血症（血清钠 <130mEq/L）。

随着低渗透压和低钠血症的进一步发展，液体将渗入脑细胞中，引起脑水肿进而导致脑疝（脑干部），出现低钠血症性脑病。另外，体液超负荷还可导致心衰和肺水肿。

大多数的患者通过早期的治疗可以康复，但也有报道进入中期就陷入昏睡状态、死亡的病例（血清钠低于 115mEq/L）。

为预防体液超负荷和低钠血症，应避免使用高灌注压注入膨宫液和长时间（1.5h 以上）的手术。每间隔 10min 就要检查一次膨宫液的出入量。在美国妇科内镜学会（AAGL）的共识中指出使用生理盐水的出入液量的差值不能超过 2500mL，而不含电解质的膨宫液的差值不能超过 1000mL。

●子宫穿孔和脏器损伤

如果发生子宫穿孔，超声波检查可以看到腹腔内液体潴留增多的情况。此时，应迅速结束手术，必要时进行腹腔镜探查，立即止血。如果有肠道或其他脏器的损伤，立即进行开腹手术处理。

术后管理和随访

在术前接受 GnRH 激动剂注射有生育需求的患者，为了促进术后内膜再生，将使用合成雌激素（倍美力）1.875~2.5mg/d，共服用 10~14d。置入宫内节育器的患者在术后 1 个月进行宫腔镜检查，如果没有发现异常，即可取出宫内节育器，术后 2 个月就允许怀孕了。对已经妊娠的病例，如果在手术时没有发生子宫穿孔的并发症，那么可以考虑经阴道分娩。

子宫内膜息肉

与黏膜下肌瘤处理相同，需要进行超声波和宫腔镜检查。在小息肉的情况下，使用超声技术通常很难发现，但可以通过纤维型宫腔镜很容易在镜下进行诊断。

此外，据报道有 0~12.9% 的内膜息肉有癌变可能。因此，在第一次检查时，必须要进行宫颈和宫体的细胞学检查或组织学检查。有两种类型的手术方法。

不需要扩张子宫宫颈与麻醉的手术方法

● 治疗用纤维型宫腔镜切除法

在门诊，对于通过诊断用纤维型宫腔镜发现的子宫内膜息肉，可利用外径 4.9mm 的治疗用纤维型宫腔镜，通过镜下活检钳以及圈套器去除息肉。

但由于治疗用纤维型宫腔镜较粗，无法直接插入子宫腔内。即使能够插入子宫腔内，也会由于插入时的出血使视野混浊，无法完成治疗。很多时候都需要扩张子宫宫颈和麻醉。

● 诊断用纤维型宫腔镜直视下的林（Lin）式环切切除法

对于在门诊进行的宫腔镜检查，前端直径 3.1mm 的诊断用纤维型宫腔镜是最常用的镜子。几乎不需要扩张子宫宫颈、使用把持钳子和麻醉。然而在门诊患者中，对于通过诊断用纤维型宫腔镜发现的子宫内膜息肉，如果像前边提到的不换成处置用的镜子，那么将无法去除内膜息肉。多年来医生一直的希望就是能够通过诊断用纤维型宫腔镜在直视下直接切除息肉（**图 9-4-11**）。

图 9-4-11 林（Lin）式子宫息肉圈套系统

它由顶部的钢丝、连接器和钢丝固定装置组成

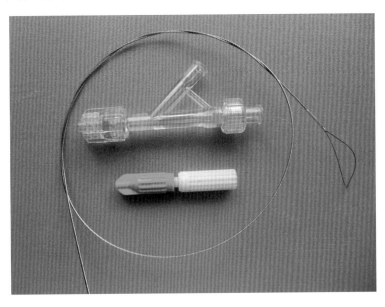

自 2011 年开发出林（Lin）氏圈套系统以来，在诊断用纤维宫腔镜下发现的子宫内膜息肉，都可以通过在直视下插入林（Lin）氏圈套系统，并套住息肉的蒂部（**图 9-4-12**），在取出镜体的同时一起将息肉切除。

如果切除的内膜息肉比较大而不能通过狭窄的子宫颈管取出来，或者有残留息肉的时候，可采取在做子宫内膜细胞学检查时用的刮匙（Endosearch）取出。也可以使用外径为 3.5mm 的林（Lin）氏息肉钳子（**图 9-4-13**），在经腹超声波监控下尝试取出子宫内膜息肉。

需要扩张子宫宫颈和麻醉的手术方法

如果在门诊无法完成的手术（切除息肉），则要让患者入院，在麻醉下和扩张子宫颈管后进行手术。麻醉方式主要采取静脉麻醉，在使用宫腔电切镜手术时，可采取喉罩进行全身麻醉，有时也可以进行硬膜外麻醉或是腰椎麻醉。

●诊断用纤维宫腔镜辅助下子宫内膜搔刮术刮宫术（D&C）

给患者使用诊断用纤维宫腔镜，在确定息肉的数量和位置后，进行子宫内膜搔刮术。在子宫内膜搔刮术后，再次使用纤维宫腔镜确认是否完全摘除了子宫内膜息肉。

● 5mm 手术用硬性宫腔镜的切除法

硬性宫腔镜是由具有 2.0mm 外径的镜体、3.6mm 外径的手术用装置、直径 5mm 的外套管构成。将 5Fr. 的剪刀作为手术器械插入手术钳道，切断息肉的蒂部，用组织活检钳取出子宫内膜息肉。也可以使用息肉圈套器去除息肉。

●经宫颈管的切除术（TCR）

使用手术用电切镜，采用与上述的黏膜下肌瘤切除方法相同的手术切除息肉。

图 9-4-12 使用外径 3.1mm 的诊断用纤维宫腔镜，经钳道送入圈套器的环套入息肉的情景

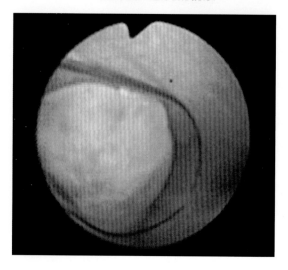

图 9-4-13 林（Lin）式息肉钳子

钳子的前端外径为 3.5mm，无须扩张子宫宫颈就可以进入子宫腔内，可以钳出子宫内膜息肉、宫内节育器、宫内异物等

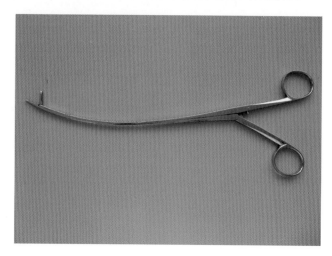

● **TCR 的适应证**

（1）子宫内膜搔刮术去除困难或者与黏膜下肌瘤鉴别困难的子宫内膜息肉或是子宫腺肌瘤。

（2）不典型息肉状子宫腺肌瘤（APAM）：必须要在直视下确认完全切除。如果是 APAM 深埋入子宫肌层内的病例，也适用于 TCR 手术。

（3）胎盘性息肉：流产或者分娩后，残留的胎盘组织逐渐成为息肉，导致出血量变多。首先用超声波检查来确定息肉的血流情况。如果为血运丰富，而出血不怎么多时，可观察疾病的进程，如果流血逐步减少就可以施行 TCR 手术或者刮宫术。如果血运丰富且出血多的时候，要先施行选择性子宫动脉介入栓塞术，之后再行 TCR 手术或者刮宫术。

手术程序与技巧

患者将在前一天住院，并且在子宫颈管内插入一个海藻棒以软化和扩张子宫颈管。或者，患者也可以在当日术晨住院，插入扩张棒 2h 软化子宫颈管后进行手术。手术要在经腹超声波监控下进行。

使用 22Fr. 宫腔电切镜的林（Lin）氏分离环，从息肉的蒂部和内膜层相交界的地方开始切开，并且使蒂部变细。

使用胎盘钳子或肌瘤钳子钳夹并取出息肉。

再次把宫腔电切镜送入子宫腔内，并使用电切割环切除残存的息肉。

术后管理和随访

使用宫腔电切镜时可能会发生宫腔粘连的情况。对于有生育需求的患者，手术结束后可置入 IUD，并在手术后 1 个月时进行宫腔镜检查，如果没有异常发现，则取出 IUD 并允许怀孕。

■文献

[1]　AAGL Practice Report: Practice Guidelines for the Diagnosis and Management of Submucous Leiomyomas. J Minim Invasive Gynecol 2012；19（2）：152-171.

[2]　林　保良：粘膜下筋腫，子宮内膜ポリープ，子宮内膜破壊術. 産婦人科内視鏡下手術スキルアップ　第 2 版. p144-151，メジカルビュー社，東京，2010.

[3]　Yang JH, Lin BL：Changes in myometrial thickness during hysteroscopic resection of deeply invasive submucous myomas。J Am Assoc Gynecol Laparosc 2001；8：501-505.

[4]　Cheng YM, Lin BL：Modified sonohysterography immediately after hysteroscopy in the diagnosis of submucous myoma. J Am Assoc Gynecol Laparosc 2002；9：24-28.

[5]　Lin BL, Akiba Y, Iwata Y：One -step hysteroscopic removal of sinking submucous myoma in two infertile patients. Fertil Steril 2000；74：1035-1038.

[6]　Lin BL, Higuchi TY, Yabuno A, et al：One-step hysteroscopic myomectomy using Lin dissecting loop and Lin myoma graspers. Gynecol Minim Invasive Thera 2012；1：27-33.

[7]　Carter JE：Hysteroscopic surgery-avoid the complication of hyponatraemic encephalopathy. Min Invas Ther & Allied Technol 1997；6：241-248.

[8]　AAGL Practice Report：Practice Guidelines for the Management of Hysteroscopic Distending Media（Replaces Hysteroscopic Fluid Monitoring Guidelines. J Am Assoc Gynecol Laparosc 2000；7：167-8.） J Minim Invasive Gynecol 2013；20（2）：137-148.

[9]　AAGL Practice Report：Practice Guidelines for the Diagnosis and Management of Endometrial Polyps. J Minim Invasive Gynecol 2012；19（1）：3-10.

[10]　Lin BL, Iida M, Yabuno A, et al：Removal of Endometrial polyps through a small caliber diagnostic flexible hysterosocpe using a Lin polyp snare system Gynecol Minim Invasive Thera 2013；2：18-21.